基础护理学实验技术

颜琬华　主编

化学工业出版社

·北京·

内 容 简 介

本书为基础护理学实验教材，共分三篇，第一篇是实验技能及其应用，按照教材结构顺序，将基础护理实践技能分为了 14 个单元，共 48 项常用护理技术，每个单元设置情景病例，根据模拟情景提出与本项技能有关的问题。第二篇是实验技能考核标准，针对第一篇某些主要实验技能，在其后制定了实验技能操作流程和考核标准，便于学生自测自练，有标准可依。第三篇是实验技能测试试题。本书内容特色是以提升基础护理能力和职业素养为核心，同时结合护士执业资格考试和临床工作需求，具有较强的实用性和情景性。本书可作为护理学专业本科、专科学生的基础护理实验指导用书，也可作为临床医护人员及其他护理人员自学和参考用书。

图书在版编目（CIP）数据

基础护理学实验技术/颜琬华主编 . —北京：化学工业出版社，2021.8

ISBN 978-7-122-39198-8

Ⅰ.①基…　Ⅱ.①颜…　Ⅲ.①护理学-高等学校-教材

Ⅳ.①R47

中国版本图书馆 CIP 数据核字（2021）第 096564 号

责任编辑：赵兰江　　　　　　　　　　　　装帧设计：张　辉
责任校对：张雨彤

出版发行：化学工业出版社（北京市东城区青年湖南街 13 号　邮政编码 100011）
印　　刷：北京京华铭诚工贸有限公司
装　　订：三河市振勇印装有限公司
710mm×1000mm　1/16　印张 9¾　字数 184 千字　2021 年 8 月北京第 1 版第 1 次印刷

购书咨询：010-64518888　　　　　　　　　售后服务：010-64518899
网　　址：http://www.cip.com.cn
凡购买本书，如有缺损质量问题，本社销售中心负责调换。

定　　价：39.00 元

编写人员名单

主 编 颜琬华
副主编 赵晓敏 李 丽
编 者 （以姓氏笔画为序）
    乔昌秀 滨州医学院护理学院
    杨 敏 滨州医学院护理学院
    李 丽 滨州医学院护理学院
    张雪雁 滨州医学院护理学院
    陈 蕾 滨州医学院护理学院
    范燕燕 滨州医学院护理学院
    赵晓敏 滨州医学院护理学院
    韩 葆 滨州医学院护理学院
    颜琬华 滨州医学院护理学院

前言

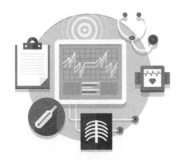

　　基础护理学是一门实践性很强的学科，实验教学在整个教学过程中占有很重要的位置。传统的教材将理论与实验融在一起，不利于教学安排，不利于实验教学指导。目前，国内各高等护理院校所用的基础护理学实验教材，多为自编教材或讲义，其教材的模式多定位于简单的技能操作上，缺乏临床情景下对学生思维能力和创新能力的培养。本书编写以围绕提升学生基础护理能力和职业素养为核心，同时结合护士执业资格考试需求，以突出实用性、科学性及情景性的特点，将实验教材独成体系。

　　本书内容共分三篇。第一篇"实验技能及其应用"，本篇内容主要有以下三个特点：一是按照教材结构顺序，将基础护理实践技能分为 14 个单元，共48 项常用护理技术，使护理实践技能条理清晰，便于学生学习；二是每个单元的编写以教学目标为主线，围绕教学目标，设置情景病例，根据模拟情景提出与本项技能有关的问题，启发学生思考，便于培养学生独立思考和解决问题的能力；三是强化学科人文精神，在操作中有机融入人文学科的基本知识，并在考核标准中加以运用和体现，强化对学生情感态度以及与病人沟通能力的培养。第二篇"实验技能考核标准"，针对第一篇某些主要实验技能，在其后制定了实验技能操作流程和考核标准，便于学生自测自练，有标准可依。第三篇"实验技能测试试题"，在此篇，我们编写了与实践技能相关的测试题，便于学生正确理解、应用和强化所学实验的基本原理、操作要点及注意事项。

　　本书是为护理学专业本、专科学生编写的实验指导用书，同时也可作为临床医护人员、其他人员自学和参考的书籍。

　　本书编写得到了滨州医学院、教务处及护理学院领导的大力支持，在此深表感谢。

　　限于编者能力和水平，书中难免存在错误和疏漏之处，敬请读者批评指正。

颜琬华

2021 年 4 月

目 录

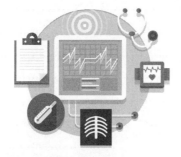

第一篇　实验技能及其应用

第 一 篇

实验技能及其应用

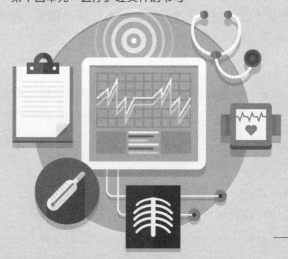

第一单元

病人床单位

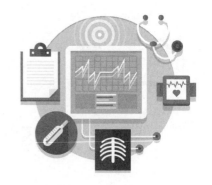

　　病人床单位是指医疗机构内提供给病人使用的家具与设备，是病人住院时用以休息、睡眠、饮食、排泄、活动与治疗等的最基本的生活单位。床单位要保持整洁，床上用物需要定期更换。病人床单位的设备及管理，要以病人舒适、安全和有助于健康为前提。

备用床

一、目的

　　1. 保持病室整洁。

　　2. 准备迎接新病人。

二、操作前准备

　　1. 环境准备：病室内无病人进行治疗或进餐，清洁、通风等。

　　2. 护士准备：衣帽整洁，修剪指甲，洗手，戴口罩。

　　3. 用物准备（以被套法为例）：治疗车、床、床垫、床褥、棉胎或毛毯、枕芯、大单或床褥罩、被套、枕套。

三、情景病例

　　作为病区护士，在接收到新病人入院通知后，你将如何为病人准备病床单元？如果该病人是位昏迷的病人，你考虑还应该为病人准备什么？

四、操作程序

　　1. 护士着装整齐，洗手、戴口罩，携带用物到达床旁。

　　2. 移开床旁桌 20cm；移椅至床尾正中，离床约 15cm，以方便操作。

　　3. 用物按原顺序放于椅上，折床褥，放于用物上。

　　4. 根据情况翻转床垫，避免床垫因局部长期受压而凹陷，引起病人不适。

5. 从床头至床尾铺平床褥，并与床垫齐。

6. 铺大单

（1）将折叠好的大单放于床褥上，正面向上，齐床头、对齐中线，沿折痕依次打开。

（2）铺近侧床头。操作者一手托起床垫一角，另一手伸过床头中线，将多余部分的大单塞入床垫下，塞大单的手在床垫顶角用食指（示指）、中指扶持住大单，托床垫的手从距床头约30cm处向上提起大单边缘，使其同床边垂直，呈一等腰直角三角形，以床沿为界，将三角形分为两个等腰直角三角形，上半三角覆盖于床上，下半三角平整地塞于床垫下，再将上半三角翻下塞入床垫下。

（3）至床尾，拉平、拉紧大单，同法铺好床尾角。

（4）至床中部，两手拉紧大单中间边缘，将多余部分平整地塞于床垫下。

（5）转至对侧，同法铺好对侧大单（床头、床尾、床中间）。

注意：大单要求紧扎、减少皱褶以增加病人的舒适，铺床时应尽量减少走动，注意节力，身体靠近床边，上身保持直立使用肘部力量，两足间距离与肩部同宽，两膝稍屈，两脚根据活动情况前后或左右分开以确保身体平稳。

7. 套被套

（1）将被套正面向外，平铺于床上，被套中线与床中线对齐，开口端向床尾，齐床头打开，整理床头，展平床尾。

（2）将被套开口端的上层打开至1/3处，再将"S"形折叠的毛毯放入被套尾端的开口处（位于床尾中央），底边与被套开口边缘平齐。

（3）对齐中线打开毛毯，拉毛毯上缘至被套封口处，将竖折的毛毯铺开，与被套平齐，对好两上角，被盖上缘与床头平齐，边后退边打开毛毯，平铺于被套内，对齐床尾两下角。

（4）至床尾打开尾端三层，逐层拉平被套和毛毯，对齐中线，三层一起反折离床尾约15cm，系好系带，最后将被套齐于床尾。

8. 打开床尾被套，边缘向内折叠与床沿平齐，铺成被筒，盖被尾端内折齐床尾，转至对侧同法折叠另一侧盖被。

9. 于床尾处将枕套套于枕芯上，四角充实，整理平整，用两手平拖（或托）至床头，横放于床头盖被上，开口处背门。

10. 将床旁桌、床尾凳放回原处，整理用物。

11. 护士洗手。

附：准备床上用物的叠放顺序（从上到下）及方法：

（1）大单：于床右侧铺，竖折为四折，第一折中线朝向对侧，第二折开口朝向对侧（即开口和中线皆朝向左侧），床头侧向内翻折30cm，再横折三折，易于取拿。

（2）被套：于床左侧铺，竖折为四折，第一折中线朝向对侧，第二折开口朝向对侧（即开口和中线皆朝向右侧），再横折三折，易于取拿。

（3）毛毯（或棉胎）：竖折三折，再"S"横折三折，床头端在上，便于放入被套内。

（4）枕套：平放。

（5）枕芯：平放。

五、注意事项

1. 铺床时应先检查床有无损坏以及床垫是否合适。

2. 床褥平整，端齐床头。

3. 放置大单时应使大单中缝对齐床的中线，大单要求平整紧扎。

4. 放置被套时应将被套中缝与床的中线对齐，棉胎"S"形放入被套内利于展开棉胎，被盖上缘与床头平齐，被盖边缘对称向内折叠，被盖边缘与床沿平齐尾端内折齐床尾。

5. 枕头平整充实，开口背门放置。

6. 铺床时注意姿态、动作美观，手法正确，符合省时、节力原则，注意动作协调连续，上身保持直立，两腿前后分开并稍屈膝。这种姿势有助于降低重心、扩大支撑面增加身体稳定性。

麻醉床

一、目的

1. 便于接收和护理麻醉手术后尚未清醒的病人。

2. 保持床铺清洁，不被血液或呕吐物污染，便于更换。

3. 使病人安全舒适，预防并发症。

二、操作前准备

1. 评估：病人的诊断、病情、手术和麻醉方式、术后需要的抢救或治疗物品等。

2. 环境准备：病室内无病人进行治疗或进餐，清洁、通风等。

3. 护士准备：衣帽整洁，修剪指甲，洗手，戴口罩。

4. 用物准备

（1）床上用物：床垫、床褥、棉胎或毛毯、枕芯、大单、橡胶单 2 条、中单 2 条、被套、枕套按顺序放于治疗车上。

（2）麻醉护理盘：①治疗巾内：开口器、舌钳、通气导管、牙垫、治疗碗、氧气导管或鼻塞管、吸痰导管、棉签、压舌板、平镊、纱布或纸巾；②治疗巾外：电筒、心电监护仪（血压计、听诊器）、治疗巾、弯盘、胶布、护理记录单、笔。

（3）另备输液架，必要时备好吸痰装置和给氧装置等。

三、情景病例

作为一名外科护士，在送病人进入手术室实施手术后，应对其床单位做何处置，以适应术后归来病人的需求？为什么？为了预防术后并发症，你还应该做好哪些必要的准备？

四、操作程序

1. 护士着装整洁、洗手、戴口罩，取下手表。

2. 将用物推至床旁，移开床旁桌离床约 20cm，移开床旁椅至床尾正中离床约 15cm。放用物于床旁椅上。

3. 折床褥于用物上，根据情况翻转床垫，避免床垫局部因经常受压而凹陷。将床褥齐床头平铺在床垫上。

4. 按备用床的方法铺近侧大单。

5. 根据病人的麻醉方式和手术部位按需铺中单，以防术后呕吐物、分泌物或伤口渗液污染床上用物。颈、胸部手术可铺在床头；腹部手术要铺在床头和床中部；下肢手术可铺在床尾（现以腹部手术为例介绍）。

（1）为省时、节力，将橡胶单和中单一起放于床尾处。

（2）将第一条橡胶单对好床中线、上端距床头 45～55cm（约为指尖到肘关节的距离）铺在床中部，将中单覆盖于橡胶单上，边缘一齐平整地塞入床垫下。

（3）齐床头、对准中线铺第二条橡胶单和中单，下端压在中部橡胶单及中单上，边缘一起平整地塞于床垫下。

6. 转至床对侧，按同样方法逐层拉紧铺好大单、橡胶单和中单。铺中单时应注意将中单完全覆盖在橡胶单上，以避免病人皮肤直接接触橡胶单。操作时手和臂的动作要协调配合，使操作有连续性，尽量避免不必要的动作以缩短铺床的时间。

7. 按备用床套被套法套好被套。将被盖尾端向上折叠与床尾相距约 15cm，边抖动边向床尾拉被盖，使其与床垫尾端平齐，再将被盖边缘向外折叠与床沿齐，最后将被盖三折于床一侧，开口向门，以便迎接术后病人回房休息。

8. 与床尾处将枕套套于枕芯上，枕头应平整充实，将套好的枕头开口背向门横立于床头，以防病人躁动时头部碰撞床栏而受伤。

9. 移回床旁桌，将床旁椅放于折叠被盖同侧便于接收术后病人上床休息。

10. 铺好麻醉床后，将准备好的麻醉护理盘放在床旁桌上，准备好输液架，把其他用物放在合适的地方，便于抢救和护理。

11. 护士洗手或消毒手。

五、注意事项

1. 第一条橡胶单上端距床头 45～55cm。
2. 第二条橡胶单齐床头放置。
3. 被盖三折于床边以方便接收术后病人。
4. 枕头横立于床头，防止病人躁动时撞伤头部。
5. 准备麻醉术后护理用物。

卧床病人更换床单法

一、目的

1. 使病床清洁、平整、舒适。
2. 便于观察病人，预防压疮。
3. 保持病室整洁、美观。

二、操作前准备

1. 评估病人并解释
（1）评估：病人的病情、意识状态、活动能力、配合程度等。
（2）解释：向病人及家属解释更换床单的目的、方法、注意事项及配合要点。
2. 病人准备：了解更换床单的目的、方法、注意事项及配合要点。
3. 环境准备：同病室内无病人进行治疗或进餐等。酌情关闭门窗，按季节调节室内温度。必要时用屏风遮挡病人。
4. 护士准备：衣帽整洁，修剪指甲，洗手，戴口罩。
5. 用物准备：大单、中单、被套、枕套、床刷及床刷套，需要时备清洁衣裤。将准备好的用物叠放整齐并按使用顺序放于护理车上。

三、情景病例

朱某，女，60 岁，因中风偏瘫入住神经内科病房，晨间护理时，发现病人床单被尿液浸湿，为了使病人清洁、舒适、预防压疮发生，你作为责任护士应该怎么做？操作过程中应该注意什么？

四、操作程序

1. 护士着装整齐，洗手、戴口罩，携带用物到达床旁。
2. 核对病人，向病人解释操作目的、程序及配合方法，以取得病人合作。
3. 酌情关好门窗。
4. 移开床旁桌约 20cm；移椅至床旁桌边，护理车放于床尾正中，以方便操作。

5. 松开床尾盖被过中线，将对侧床挡放好或另一位护士协助保护病人，以防坠床发生，协助病人翻身侧卧在对侧床边，背向护士，枕头移向对侧。对于骨折、牵引或有引流管的病人，应加以保护，防止损伤、扭曲引流管或脱管。

6. 从床头到床尾松近侧各层被单，将中单污染面向内卷入病人身下，用套有略湿床刷套的床刷扫净橡胶中单，搭于病人身上，再将大单污染面向内卷入身下，扫净褥垫上的渣屑。

7. 将清洁大单的中线与床的中线对齐，近侧的一半大单，按备用床大单的铺法铺好，对侧一半（正面向内翻卷）塞于病人身下。放下橡胶中单，铺上清洁中单，中线与床中线对齐，近侧中单连同橡胶中单一起塞于床垫下，对侧一半（正面向内翻卷）塞于病人身下。

8. 护士转向对侧，枕头移向铺好一侧，协助病人背向护士，侧卧于铺好的一侧。

9. 松开各层床单，将污中单卷至床尾，同上述方法扫净橡胶中单，搭于病人身上，然后将大单卷至床尾，同污中单一起放于护理车污衣袋内。

10. 从床头到床尾扫净床褥，取下床刷套放于护理车下层，床刷放于护理车上层。

11. 按顺序将大单、橡胶单、中单逐层拉平，同上述方法铺好。

12. 协助病人平卧。

13. 铺清洁被套于盖被上，解开被尾带子，在被套内将被子纵向三折后再"S"形折叠，撤出被子，撑开清洁被套被尾开口处，将被子放入，同备用床的方法套好。撤去污被套放于护理车污衣袋中。扎好被尾系带，将被子叠成被筒，折好被尾。

14. 一手托起病人头部，另一手迅速将枕头取出，更换枕套，协助病人枕好。

15. 根据需要，更换清洁衣裤。

16. 还原床旁桌、椅，根据病情摇起床头和膝下支架。

17. 帮助病人取舒适卧位，与病人进行必要的交流，打开窗户。

18. 确定病人无其他需求后，携带用物离开床旁，处理污床单。

五、注意事项

1. 翻卷使用过的中单、大单时，向上内卷，污染面朝内。

2. 更换被套时，棉胎"S"形折叠。

3. 注意观察病人面色、脉搏、呼吸，有异常立即停止操作，及时处理。

4. 动作轻稳，使病人舒适安全。注意省时、节力。

5. 15分钟内独自完成。

第二单元

无菌技术

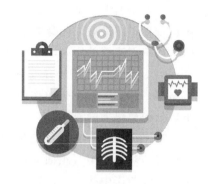

无菌技术是指在医疗、护理操作过程中，防止一切微生物侵入人体和防止无菌物品、无菌区域被污染的技术。是预防医院感染的一项重要的基础操作技术，作为医护人员必须熟练掌握并严格遵守，以确保病人的安全。

无菌持物钳的使用

无菌持物钳、镊是用来夹取或传递无菌物品的器械。

一、目的

用于取放和传递无菌物品，保持无菌物品的无菌状态。

二、用物及设备

合适的无菌持物钳、无菌容器、消毒液。

1. 种类：临床常用的无菌持物钳有卵圆钳、三叉钳和镊子三种。

（1）卵圆钳的下端有两个卵圆形小环，可夹取刀、剪、镊子、治疗碗、弯盘等物。

（2）三叉钳的下端较粗呈三叉形，并以一定弧度向内弯曲，常用于夹取较大或较重物品，如罐、盆、骨科器械等。

（3）镊子的尖端细小，轻巧方便，适应于夹取针、线、纱布、棉球等物。

2. 保存方法：分湿罐法和干罐法。

（1）湿罐法：所谓的湿罐是将经压力蒸汽灭菌后的无菌持物钳，浸泡在盛有无菌消毒液的底部垫有纱布的无菌罐内保存。罐有玻璃、搪瓷、陶瓷、不锈钢之分，且为广口；浸泡时消毒液应没过无菌持物钳关节轴上 2～3cm 或镊子长度的 1/2 处。所用的消毒液可根据各医院而定，但要注意如用新洁尔灭，则容器的底部不能垫纱布，以免降低效价。一个容器只能浸泡一把无菌持物器械，以免相互碰撞而污染。

（2）干罐法：无菌持物钳干燥保存待用。即将盛有无菌持物钳的无菌干罐保存在无菌包内，在集中治疗前开包使用，4～8小时更换一次。多用于手术室、注射室等使用频率较高的部门。目前临床上主要使用干燥保存法。

三、操作程序

1. 护士洗手、戴口罩，根据操作目的准备环境及用物。

2. 检查有效日期，将浸泡无菌持物钳的容器盖打开，在盖闭合时不可从盖孔中取、放无菌持物钳。手固定在持物钳上端的两个圆环或镊子的上1/2处。

3. 手持无菌持物钳，将钳子移至容器中央，钳端闭合，垂直取出，不可触及容器口边缘及液面以上的容器内壁，以免污染。

4. 使用时，钳、镊的钳端应始终向下，不能水平，更不能倒转向上，以免液体回流污染钳端。

5. 用后钳端闭合，立即垂直放回容器，浸泡时打开轴节使钳端分开，以便充分接触消毒液，消毒液面需浸没持物钳轴节以上2～3cm或镊子长度的1/2。

6. 到距离较远处取物时，应将持物钳和容器一起移至操作处，就地使用，防止无菌持物钳在空气中暴露过久而污染。

7. 换药时，不可用持物钳直接夹取油纱条，防止油粘于钳端而影响消毒效果。不可用无菌持物钳换药或消毒皮肤以防被污染。

8. 无菌持物钳及浸泡容器应定期消毒，每周清洁、消毒2次，同时更换消毒液。使用频率较高的部门（如门诊换药室、注射室、手术室等）应每天清洁、灭菌，保持无菌持物钳的无菌状态。疑有污染，应立即更换，重新灭菌。

四、注意事项

1. 注意遵守无菌操作原则。

2. 取放无菌持物钳时钳端闭合，不能触及溶液面以上部分或罐口边缘，以免受污染。

3. 使用过程中应始终保持钳端向下，不能触及非无菌区。

4. 使用完毕应立即放回无菌容器内，并将钳端分开，以便充分接触消毒液。

无菌容器的使用

无菌容器是指盛放无菌物品的容器。常用的无菌容器有无菌盒、罐、盘及贮槽等。

一、目的

用于盛放无菌物品并保持其无菌状态。

二、用物及设备

1. 无菌持物钳、盛放无菌物品的各种容器。

2. 无菌容器内盛治疗碗、棉球、纱布等。

三、情景病例

李护士准备给一位手外伤的病人换药，需要准备无菌换药碗、镊子、纱布、消毒棉球等无菌物品。她将如何从无菌包或无菌容器里取出上述物品？在取用过程中应注意什么？

四、操作程序

1. 护士洗手、戴口罩，根据操作目的准备环境及用物。

2. 检查无菌容器名称、灭菌日期、失效期、灭菌标识。

3. 取物时，打开容器盖（由内侧向外侧打开或由远侧向近侧打开），内面向上置于稳妥处或拿在手中，拿盖时手不可触及盖的边缘及内面，防止污染。

4. 从无菌容器内夹取无菌物品时，必须用无菌持物器械，无菌持物钳及物品不可触及容器的边缘。

5. 物品取出后应立即盖严，避免容器内无菌物品在空气中暴露过久。关闭时，盖子应由外侧向内侧或由近侧向远侧方向覆盖整个容器口，避免跨越无菌区域。

6. 手持无菌容器（如治疗碗）时，应托住容器底部，手指不能触及容器边缘及内面。

五、注意事项

1. 严格遵循无菌操作原则。

2. 移动无菌容器时，应托住底部，手指不可触及无菌容器的内面及边缘。

3. 从无菌容器内取出的物品，即使未用，也不可再放回无菌容器内。

4. 无菌容器应定期消毒灭菌；一经打开，使用时间不超过 24 小时。

无菌包的使用

一、目的

从无菌包内取出无菌物品，供无菌操作用。

二、用物及设备

1. 无菌持物钳、盛放无菌包内物品的容器。

2. 无菌包：内放无菌治疗巾、敷料、器械等。

3. 治疗盘、记录纸、笔。

三、情景病例

手术室护士，在为病人准备手术时，需要打开无菌包，取无菌治疗巾铺在手术伤口的周围，形成无菌区域。护士在打开无菌包前应注意什么？如何操作？如果无菌包已松散或潮湿还能否用？为什么？

四、操作程序

1. 护士洗手、戴口罩，根据操作目的准备环境及用物。

2. 包扎无菌包

（1）将需要灭菌的物品置于包布中央。（如包玻璃物品，先用棉垫包裹再包扎）

（2）用包布一角将物品全部盖住，角尖向外翻折。

（3）左右两角先后盖上并将角尖向外翻折。

（4）盖上最后一角后用带子"十"字形包扎，松紧合适，包外注明无菌包的名称及灭菌日期；或用化学指示胶带粘妥，再贴上注明物品名称及灭菌日期的标签。

3. 打开无菌包

（1）核对无菌包的名称、灭菌日期、有效期、灭菌标识，检查无菌包有无潮湿或破损。

（2）将无菌包平放在清洁、干燥、宽敞、平坦的操作台上，不可放在潮湿处，以免污染。

（3）解开系带绕好后反折于包布下或放于稳妥处，再用手指捏住包布角外面，依次揭开包布外角、左右两角和内角。若是双层包裹的无菌包，则内层包布需用无菌持物钳打开。打开包布时手仅能接触包布四角的外面，不可接触内面，不可跨越无菌面。

（4）用无菌持物钳夹取所需物品，放在事先准备好的无菌区内。

（5）如包内物品未一次用完，须按原折痕依次包好，系带横向包扎，以示区别，并注明开包日期及时间，有效期为 24 小时。如包内物品已污染，则须重新灭菌。

（6）包内物品如一次全部取出，可将包托在手上打开，另一手将包布四角抓住，稳妥地将包内物品全部投入到无菌区域内。投放时手托包布使无菌面朝向无菌区域。将包布折叠放妥。

五、注意事项

1. 严格遵循无菌操作原则。

2. 打开无菌包前要检查无菌包的名称及灭菌日期，无菌包的有效期一般为7天。

3. 操作环境一定要宽敞、清洁、定期消毒，符合无菌操作环境要求。

4. 打开无菌包时系带要妥善处理，不可到处拖扫。

5. 注明开包日期及时间，限 24 小时内使用。

6. 操作时手不能触及包布内面，不可跨越无菌面。

取用无菌溶液法

一、目的

保持无菌溶液的无菌状态，供治疗护理用。

二、用物及设备

1. 无菌溶液、启瓶器、弯盘。

2. 盛装无菌溶液的容器。

3. 治疗盘内盛棉签、消毒溶液、笔等。

三、情景病例

病人，男，30 岁，因手破裂伤半小时而急症入院。入院后给予清创、预防感染等处理。你在配合医生为病人清创时，如何取用无菌溶液？取用过程中应注意什么？

四、操作程序

1. 洗手、戴口罩，根据操作目的准备环境及用物。

2. 取盛有无菌溶液的密封瓶，擦净瓶外灰尘，认真检查核对瓶签上的药名、浓度、剂量、有效期、使用方法，并检查瓶体有无裂缝、瓶盖有无松动，药液有无沉淀、浑浊、变色等，以确定溶液正确，质量可靠。

3. 用启瓶器开启瓶盖，消毒瓶塞、待干后打开瓶塞。

4. 手持溶液瓶，标签面朝向掌心，先倒出少量溶液旋转冲洗瓶口，再由原处倒出所需溶液量至无菌容器中。

5. 倒毕，立即将瓶塞塞好，注明开瓶日期及时间并签名。

五、注意事项

1. 严格遵循无菌操作原则。

2. 做好检查核对工作，保证无菌溶液的质量。

3. 倒溶液时勿将瓶签沾湿，勿使瓶口接触容器口周围，不可将物品伸入无菌溶液瓶内蘸取溶液，已倒出的溶液不可再倒回瓶内，倒后立即塞好瓶塞，以防污染。

4. 倒取适量溶液后，塞瓶塞应按从近侧至对侧的顺序，以防跨越无菌区域。

5. 已打开未使用完的溶液有效期为 24 小时，余液只作清洁操作使用。

铺无菌导尿盘

无菌导尿盘是将无菌巾铺在清洁、干燥的治疗盘内，使之形成一个无菌区，放置导尿用无菌物品，以备导尿用。

一、目的

供导尿用。

二、用物及设备

治疗盘、非一次性使用无菌包（内有无菌治疗巾 2 条）、一次性使用无菌包（内有无菌洞巾 1 条）、无菌平顶缸 2 个（分别盛有无菌干棉球、无菌纱布）、无菌溶液 1 瓶、无菌石蜡油、无菌持物钳（浸泡在盛有戊二醛的无菌容器内）、无菌方盒（内有治疗碗 1 个、小药杯 2 个、止血钳、镊子）、记录纸、笔。

三、情景病例

病人，女，48 岁，因急性尿潴留需要进行导尿，但是导尿包已用完，作为夜班护士，你如何为病人准备一个无菌导尿盘？在准备过程中应注意什么？

四、操作程序

1. 洗手、戴口罩，根据操作目的准备环境及用物。

2. 用小毛巾擦干净治疗盘，将其放于稳妥处。

3. 取无菌治疗巾包，检查无菌包标记、灭菌日期，有无松散、潮湿或破损。

4. 铺盘

（1）打开无菌包，用无菌持物钳夹取一块治疗巾放在治疗盘内，按要求包好无菌包，并注明开包时间。

（2）双手捏住无菌巾上两层两角的外面沿短边轻轻抖开，横行双折铺于治疗盘上，上面一层向远端呈扇形折叠，开口边向外。注意打开时治疗巾不要碰及自己的衣服和桌面。

5. 取无菌导尿用物

（1）用无菌持物钳从无菌方盒内夹取治疗碗、止血钳、镊子、小药杯，依次放于妥当位置，小药杯先靠近治疗盘的左下角，其他用物尽量紧凑放置。

（2）继续用无菌持物钳从平顶缸内夹取 2 条无菌纱布放于治疗碗内，取 4～5个干棉球放于一小药杯内，1～2 棉球放入另一药杯内。

（3）打开无菌洞巾包，将其投入至无菌治疗巾内。

（4）倒取适量无菌溶液于一小药杯（内有 4～5 个棉球）内，倒取石蜡油少许于另一药杯（内盛 1～2 个干棉球）内。

6. 用无菌持物钳整理治疗巾内用物，紧凑、规律放置。

7. 拉平扇形折叠层盖于物品上，上下边缘对齐，将开口处向上翻折两次，两侧边缘向下翻折一次。

8. 准备好的无菌导尿盘若不能立即使用，应注明名称及铺盘时间，有效期为 4 小时。

五、注意事项

1. 严格遵循无菌操作原则。操作环境、操作者应符合无菌技术操作要求。

2. 无菌持物钳的使用、无菌容器的使用、无菌包的使用、无菌溶液的倒取方法应严格按照操作规程，遵守无菌操作原则，以防污染导尿用物。

3. 铺无菌盘时，手不可触及无菌巾内面，防止污染。

4. 取放无菌物品时，避免跨越无菌区域。

5. 准备好的无菌盘若没有立即使用，应注明铺盘时间，4 小时内有效。

无菌手套的使用

一、目的

预防病原微生物通过医务人员的手传播疾病和污染环境，适用于医务人员进行严格无菌操作时，接触病人破损皮肤黏膜时。

二、用物及设备

无菌手套、弯盘。

三、操作程序

1. 修剪指甲以防刺破手套，取下手表及饰物，戴口罩，根据操作目的准备环境及用物。

2. 核对无菌手套袋外的号码、灭菌日期，包装是否完整干燥。

3. 戴无菌手套

（1）两手同时掀开手套袋开口处，检查两只手套的方向是否合适。然后一手捏起手套袋开口处，暴露出手套，另一手捏住两只手套的反折部分（手套内面），迅速向上向前取出。

（2）手套袋放于稳妥处，两手臂展开，腕部适当下垂，对准五指戴上。

（3）已戴好手套的手指（四指并拢，拇指外展）插入另一只手套的反折内（手套外面）面，同法戴上。

（4）同时，将后一只戴好的手套的翻边扣套在工作服衣袖外面，同法扣套好另一只手套。

（5）检查调整：双手对合交叉检查是否漏气，并调整手套位置。

（6）使用过程中，如有污染或有破损，应立即更换。

4.脱手套：用戴手套的右手捏住左手套腕部的外面翻转脱下，再用已脱下手套的左手插入右手套内，将其翻转脱下。

5.将手套弃置于黄色医疗垃圾袋内，洗手。

四、注意事项

1.注意严格遵守无菌操作原则，培养良好的护士素质。

2.戴手套时防止手套的外面（无菌面）触及任何非无菌物品；已戴手套的手不可触及未戴手套的手及另一手套的内面（非无菌面）；未戴手套的手不可触及手套的外面。

3.戴好手套的手始终保持在腰部以上水平、视线范围内。

4.脱手套时手套的外面（污染面）不可触及皮肤，以防污染。

第三单元

隔离技术

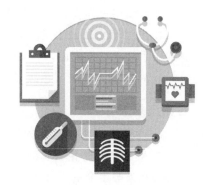

传染病是在人群中互相传播的疾病。任何一种传染病的流行都需要具备三个环节，即传染源、传播途径和易感人群。控制传染发生的主要手段是阻断传染链的形成。简单、直接而有效地中断传染链的方法是应用各种屏障技术切断传播途径。隔离技术的目的是防止病原微生物在人群中扩散，最终控制和清除传染源。

使用口罩、帽子

一、目的

1. 保护病人和工作人员，避免互相传染。
2. 帽子可防止工作人员头屑飘落、头发散落或被污染。

二、用物及设备

口罩、帽子、污物袋。

三、情景病例

一位结核病人等着你去护理，为了保护自己，你在进入隔离区前，将如何戴口罩、帽子才能避免空气中的飞沫污染？戴口罩、帽子时应注意什么？

四、操作程序

1. 洗手、擦干。
2. 戴好帽子（圆顶帽），帽子应完全遮盖头发。
3. 取出清洁口罩，罩住口鼻，将上端两条带子分别越过耳朵系于头后，下端带子系于颈后，使口罩完全遮住口鼻。
4. 使用过程中，口罩不能挂在胸前，手不可触及口罩污染面。
5. 口罩使用后，及时取下，并将污染面向内折叠，放入胸前小口袋或小塑料袋内，不可用污染的手触摸口罩。

6. 离开污染区前，将口罩、帽子放在指定的污物袋内，以便集中处理。

五、注意事项

1. 使用时口罩完全遮住口鼻，帽子完全盖住头发，不可用污染的手接触口罩。

2. 口罩暂时不用时应妥善处理，不可悬挂于胸前、耳后。

3. 应勤洗勤换，保持清洁、干燥；使用过程中如有污染或潮湿应立即更换；纱布口罩应每天更换、清洁与消毒，医用外科口罩只能一次性使用。

4. 每次接触严密隔离的病人后应立即更换口罩。

穿、脱隔离衣法

一、目的

1. 保护工作人员和病人免受病原微生物的侵袭。

2. 防止病原微生物播散，避免交叉感染。

二、用物及设备

1. 手消毒用物 1 套。

2. 隔离衣 1 件，夹子 1 个，衣架 1 个。

三、情景病例

在普通病房，有一位乙型肝炎的病人，在护理该病人前后，你将如何穿、脱隔离衣才能避免污染自己和传染其他病人？在消毒手时应注意什么？

四、操作程序

（一）穿隔离衣法

1. 根据操作目的备齐所需的用物，隔离衣须全部遮盖工作服。

2. 护士着装整洁，洗手、戴口罩、帽子，取下手表，卷袖过肘（冬季卷过前臂中段）。

3. 手持衣领，取下隔离衣，衣领和隔离衣内面为清洁面，清洁面朝向自己，污染面向外。双手将衣领的两端向外折齐，对齐肩缝，露出衣袖内口。

4. 右手取衣领，左手伸入袖筒内，举起手臂，右手上拉衣领，使左手露出袖口。

5. 换左手持衣领，依上法穿好右手。

6. 举双手上抖衣袖，露出手腕，手不能触及污染面。

7. 两手持衣领，由前向后理顺领边，将领扣扣好。系领扣时污染的袖口不可触及衣领、面部和帽子。

8. 放下手臂，使衣袖下落，扣好袖口或系上袖带（此时手已污染）。

9. 系腰带：松开前面的腰带活结，自腰部从一侧衣缝顺衣带下移约 5cm 处将隔离衣一边逐渐向前拉，见到衣边，在距衣边 3~5cm 处，捏住衣边外侧，再以同法捏住另一衣边，两手在背后将隔离衣的后开口边对齐，一齐向一侧折叠，后侧边缘须对齐，折叠处不能松散，一手按住折叠处，另一手松开腰带前面的活结，将腰带在背后交叉，回到前面系一活结。

10. 穿好隔离衣后，双臂保持在腰部以上，视线范围内。不得进入清洁区，避免接触清洁物品。

（二）脱隔离衣及刷手和消毒手法

1. 解开腰带，在腰前打一活结。

2. 解开袖带或袖扣，在肘部将部分衣袖塞入工作衣袖内。翻起袖口，避免袖口边污染隔离衣的清洁面。

3. 消毒双手：可用速干手消毒剂消毒双手。

4. 解开领扣，右手伸入左侧衣袖内拉下衣袖过手，用遮盖的左手捏住右袖外面，将右袖拉下过手，双手逐渐从袖管中退出至肩缝处，以右手撑起衣肩，使衣领直立，再用退出的左手提起衣领，将衣袖及隔离衣边缘对齐折好，使领口成马蹄形。注意保持衣领清洁，衣袖不可污染手及手臂。

5. 双手持衣领将隔离衣挂在衣钩上，如隔离衣不再使用，则使清洁面向外放入污衣袋内。

（三）穿隔离衣法口诀

提起衣领穿衣袖，穿好衣袖齐上抖，抖好衣袖系领扣，系好领扣系袖口，系好袖口解腰带，提起衣服找衣边，对齐衣边折一边，固定衣边系腰带。

（四）脱隔离衣法口诀

解开腰带解袖口，塞好衣袖消毒手，擦干双手解领扣，解开领扣脱衣袖，对其肩缝退双手，整理衣服挂衣钩。

五、注意事项

1. 穿隔离衣前应准备工作中的一切需要用品。

2. 隔离衣应长短、大小合适，必须完全遮盖住工作服，有破洞或潮湿时不可使用。

3. 扣衣领时，勿使衣袖触及面部、衣服及工作帽。在穿脱过程中，应始终保持衣领不被污染。

4. 穿隔离衣后，只限在规定区域内进行活动，不得进入清洁区。

5. 消毒手时不能沾湿隔离衣，隔离衣也不可触及其他物品。

6. 挂隔离衣时，如在半污染区，则清洁面朝外；如挂在污染区，则污染面朝外；不再使用的隔离衣，脱下后清洁面朝外，卷好后投入污衣袋内。

7. 隔离衣应每天更换，如有潮湿或污染应立即更换。有条件的可使用一次性隔离衣，以减少穿脱时的污染机会，省时省力。

第四单元

病人的清洁卫生

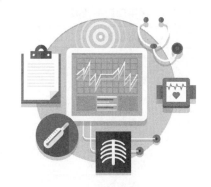

清洁卫生是人的基本生理需要之一，是维持和获得身心健康的重要保证。病情轻、能自理的病人，一般能做到保持个人的清洁卫生，护士应进行指导和督促，并提供方便。长期卧床、生活不能自理的病人，护士应给予帮助，与病人探讨采用合适的方式，满足病人清洁卫生的需要。

特殊口腔护理

口腔是一个有菌的环境，是病原微生物侵入人体的主要途径之一。口腔内的温度、湿度和食物残渣适宜微生物的生长繁殖。身体健康时，机体抵抗力正常，进食、饮水、刷牙和漱口等活动对微生物起到一定的清除作用，因此很少发病。患病时，由于抵抗力降低，进食、饮水减少，细菌在口腔内大量繁殖，常可引起口腔黏膜溃疡、炎症和其他并发症；口腔卫生不洁、有气味则会影响食欲和自信；长期应用抗生素和激素的病人，还会引起口腔真菌感染。因此，加强口腔护理，保持口腔卫生，是满足病人清洁卫生需要的重要内容之一。

一、目的

1. 保持口腔清洁、湿润，预防口腔感染等并发症。
2. 去除口腔异味，增进食欲，保证病人舒适。
3. 观察口腔内的变化（如黏膜、舌苔及牙龈等），提供病情变化的信息。

二、用物及设备

1. 治疗车上层：治疗盘内备口腔护理包（内有治疗碗或弯盘盛棉球、弯盘、弯止血钳1把、镊子1把、压舌板）、水杯（内盛漱口溶液）、吸水管、棉签、液体石蜡、手电筒、纱布数块、治疗巾及口腔护理液（表4-1）。治疗盘外备手消毒液。必要时备开口器和口腔外用药（常用的有口腔溃疡膏、西瓜霜、维生素 B_2 粉末等）。

2. 治疗车下层：生活垃圾桶、医用垃圾桶。

表 4-1　常用口腔护理液

溶液名称	浓度	作用及适用范围
生理盐水	/	清洁口腔,预防感染
过氧化氢溶液	1%～3%	防腐、防臭,适用于口腔感染有溃烂、坏死组织者
复方硼酸溶液(朵贝尔溶液)	/	轻度抑菌、除臭
碳酸氢钠溶液	1%～4%	属碱性溶液,适用于真菌感染
氯己定溶液	0.02%	清洁口腔,广谱抗菌
呋喃西林溶液	0.02%	清洁口腔,广谱抗菌
醋酸溶液	0.1%	适用于铜绿假单胞菌感染
硼酸溶液	2%～3%	酸性防腐溶液,有抑制细菌作用
甲硝唑溶液	0.08%	适用于厌氧菌感染

三、情景病例

病人,男,65 岁,因进行性吞咽困难 2 月入院。诊断为食管癌。入院后行食管下段癌肿切除术,术后为保持口腔的清洁,预防并发症的发生,你应该做哪方面护理? 如果进行特殊口腔护理,你应该特别注意什么? 应对病人进行哪些口腔卫生方面的指导?

四、操作程序

1. 护士着装整洁,洗手、戴口罩,按需要准备用物携至病人床旁。

2. 核对床号、姓名、腕带,确认病人,向病人及家属解释口腔护理的目的、操作步骤,以取得病人的合作。

3. 协助病人侧卧或仰卧,头偏向一侧（可避免多余水分误吸）,面向护士。

4. 取治疗巾围于病人颈下,置弯盘于病人口角旁,保护床单、枕头及病人衣服不被浸湿。

5. 倒口腔护理液,润湿并清点棉球数量。

6. 夹取一个棉球润湿口唇,防止病人张口时因口唇干裂而感到疼痛。

7. 协助病人用吸水管吸水漱口。昏迷病人不可漱口,以免引起误吸。

8. 嘱病人张口,护士一手开手电筒,一手持压舌板,观察病人口腔,包括牙齿、牙龈、腭部、颊部、舌、咽部、扁桃体等组织,有无感染、溃疡、出血等现象。对于昏迷病人可用开口器协助张口,应从臼齿处放入,牙关紧闭者不可使用暴力使其张口,以免造成损伤。如果发现病人有活动的义齿,应该取下义齿放在冷水杯中保存。

9. 用弯止血钳和镊子拧干棉球,嘱病人咬合上、下齿,用压舌板轻轻撑开左侧颊部,用弯止血钳夹取浸口腔护理液的棉球,擦洗牙齿左外侧面,沿牙齿纵向擦洗,按顺序由臼齿洗向门齿。同法擦洗右外侧面。擦洗过程中动作应轻柔,特别是对凝血功能差的病人，应防止碰伤黏膜及牙龈。

10. 嘱病人张开上、下齿，用棉球从内到外擦洗牙齿左上内侧面、左上咬合面、左下内侧面、左下咬合面，注意擦洗取下义齿的缝隙，避免食物残渣存留。以弧形擦洗左侧颊部。同法擦洗右侧牙齿。注意每次擦洗时只能夹取一个棉球，勿将棉球遗留在口腔内，用过的棉球放入弯盘内。

11. 擦洗硬腭部、舌面和舌下，不要触及咽部或舌根部，以免引起病人恶心等不适。

12. 擦洗完毕，再次清点棉球数量。

13. 协助病人用吸水管吸水漱口，吐入弯盘内，用纱布擦净口唇。

14. 再次观察口腔是否有残留物。口腔黏膜如有溃疡，可涂口腔溃疡膏、西瓜霜等药物，口唇干裂涂石蜡油或唇膏。

15. 撤去弯盘及治疗巾，协助病人取舒适卧位，整理床单位。

16. 整理用物，洗手记录。

五、注意事项

1. 擦洗过程中，动作应轻柔，特别是对凝血功能差的病人，应防止碰伤口腔黏膜及牙龈。

2. 昏迷病人不可漱口，以免引起误吸。

3. 每次擦洗时，只能用夹取一个棉球，防止遗留在口腔内。棉球不可过湿，防止因多余水分造成误吸。擦洗舌面及硬腭部，勿过深，以免触及咽部引起恶心。

4. 口腔黏膜如有溃疡，擦洗完毕后可局部涂用口腔溃疡膏、西瓜霜或维生素 B_2 粉末等。口唇干裂者可涂石蜡油或唇膏。

5. 对传染病病人用过的物品须按消毒隔离原则进行处理。

背部按摩

一、目的

1. 促进皮肤的血液循环，维持皮肤的正常功能。

2. 促进病人舒适，预防压疮等并发症的发生。

3. 观察病人的一般情况，满足其身心需要，增进护患关系。

二、用物及设备

毛巾、浴巾、按摩油/膏/乳、脸盆（内盛温水）、浴皂，必要时备清洁床单、被服。治疗车下层备生活垃圾桶、医用垃圾桶。

三、情景病例

病人，男，56 岁，因左侧肢体活动不灵伴小便失禁 3 小时入院。查体：T

36.8℃，P 96 次/分，R 24 次/分，BP 180/120mmHg，嗜睡状态，肥胖体型，语言欠利，左侧中枢性面瘫和舌瘫，左侧上下肢体肌力 0 级，左侧病理征阳性。入院 CT 示：右侧基底节区出血。请分析该病人需要哪些方面的护理？为预防压疮发生，你将如何为病人做皮肤护理？在做皮肤护理时，你将如何对病人家属进行健康指导？

四、操作程序

1. 洗手，备齐用物携至床旁，核对后解释，以取得病人及家属合作。

2. 关闭门窗，调节室温至 24℃以上，屏风遮挡，按需要给予便盆。移开床旁桌，放平床支架，松开盖被，将盛有温水的脸盆放于床旁桌或椅上，方便操作。

3. 协助病人侧卧或俯卧，背向护士，露出背部。将浴巾一半纵向铺于病人身下，一半盖于病人上半身。

4. 先用温水擦洗后颈、肩、背及臀部，然后再用毛巾涂浴皂液擦洗，最后用清洁的毛巾擦净，浴巾拭干。擦洗时注意观察皮肤有无异常，注意节时省力。

5. 按摩背部

（1）按摩者站于病人右侧，两手掌蘸少许按摩油/膏/乳，以手掌的大、小鱼际做环形按摩。从骶尾部开始，沿脊柱两旁向上按摩至肩部，按摩肩胛部位时应用力稍轻，再沿背部两侧向下按摩至髂嵴部位。如此有节奏地按摩数次。按摩持续至少 3 分钟。

（2）用拇指指腹蘸按摩油/膏/乳，由骶尾部开始沿脊柱旁向上按摩至肩部、颈部，再继续向下按摩至骶尾部。按摩力量应足以刺激肌肉组织，每分钟约 15 次。

（3）用手掌大、小鱼际蘸按摩油/膏/乳紧贴皮肤按摩其他受压处，按向心方向按摩，力度由轻至重，再由重至轻。按摩 3~5 分钟。

（4）背部轻叩 3 分钟。

6. 按摩毕，撤去浴巾，为病人换上清洁上衣。

7. 协助病人取舒适卧位，整理床单位。

8. 整理用物，洗手记录。

五、注意事项

1. 通常在沐浴后或睡前实施最好。

2. 操作前先评估病人，如心脏病、背部受伤或手术、皮肤病等最好不给予背部按摩。

3. 操作前先向病人及家属解释，取得合作。

4. 注意保护病人隐私，避免受凉。

5. 操作时应遵循人体力学原则，注意省时节力。

6. 按摩力量足以刺激肌肉组织，力量平稳且不离开病人皮肤。

第五单元

生命体征测量及护理

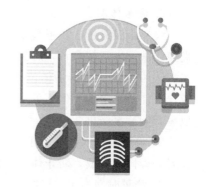

生命体征是体温、脉搏、呼吸、血压的总称，是机体内在活动的客观反映，是衡量机体身心状态的指标。由于生命体征的变化受大脑皮质控制，是机体内在活动的一种客观反映。病理情况下，其变化极其敏感，所以通过对生命体征的观察，可以了解疾病的发生、发展及转归，为预防、诊断、治疗及护理提供依据。因此，掌握生命体征的监测及护理是临床护理中极为重要的内容之一。

体温测量

一、目的

1. 判断体温有无异常。
2. 动态监测体温变化，分析热型及伴随症状，了解疾病发生、发展、转归等。
3. 协助诊断，为预防、治疗、康复、护理提供依据。

二、用物及设备

1. 治疗车上备：容器2个（一为清洁容器盛放已消毒的体温计，另一为盛放测温后的体温计）、含消毒液纱布、表（有秒针）、记录本、笔、手消液。
2. 若测肛温，另备润滑油、棉签、卫生纸。

三、情景病例

一位肺炎病人，持续高热，需要密切观察体温的变化，你作为其责任护士在为病人测量体温时，应重点对病人进行哪些方面的评估？如果该病人是个婴幼儿，哭闹不止，你应该如何做？

四、操作程序

1. 护士洗手、戴口罩，备齐用物携至床旁，核对病人，向病人及家属解释测量体温的目的、意义、过程和注意事项，消除病人紧张心理，以取得配合。

2. 测量体温

（1）腋温测量法：腋温用于婴儿或其他无法测量口温者。腋下有创伤、手术、炎症，腋下出汗较多者，肩关节受伤或消瘦夹不紧体温计者禁忌。

① 协助病人取舒适体位并暴露腋窝。如腋下有汗液，以干毛巾轻轻擦干，以免汗液使散热增加；但不可用力擦拭，以免摩擦生热；也不可用冷或热毛巾擦拭，以免影响测量结果。

② 将体温计水银端置于腋窝处，紧贴皮肤，屈臂过胸，夹紧体温计。不能合作者，应协助完成，防止体温计滑落，同时避免所测体温低于实际体温。

③ 测量时间为 10 分钟。

④ 可利用此时间测量脉搏、呼吸。

（2）口温测量法

① 口表水银端斜放于舌下热窝处。舌下热窝靠近舌动脉，是口腔中温度最高的部位，在舌系带两侧，左右各一，较能反映出体内的温度。

② 嘱病人闭紧口唇，用鼻呼吸，勿咬体温计，必要时用手托住体温计以防滑落。若病人不慎咬破体温计时，首先应及时清除玻璃碎屑，以免损伤唇、舌、口腔、食管、胃肠道黏膜。再口服蛋清或牛奶，以延缓汞的吸收。若病情允许，可食用粗纤维食物，加速汞的排出。

③ 至少需测量 3 分钟才可达到温度的稳定。

④ 可利用此时间测脉搏、呼吸。

（3）肛温测量法

① 协助病人取舒适卧位，可取侧卧、俯卧、屈膝仰卧位，婴儿取仰卧位时，操作者一手抓住其两足踝部并提起，暴露臀部，以便于测量。

② 用棉签蘸润滑剂润滑肛表水银端。

③ 分开臀部，暴露肛门，将肛表旋转并缓慢地插入肛门内 3～4cm；婴儿只需将水银端插入肛门即可，并用手扶持固定肛表，以防肛表滑落或插入太深，影响测试结果或造成损伤。

④ 测量时间为 3 分钟。躁动病人，专人守护，防止意外。

3. 取出体温计，用消毒纱布擦拭。卫生纸擦净病人肛门处。

4. 读数。评估体温是否正常，若与病情不符应重新测量，有异常及时处理。

5. 记录：先记录在记录本上，再转录到体温单上或录入到移动护理信息系统的终端设备。

6. 协助病人穿衣、裤，取舒适体位，使病人舒适、整洁。

7. 体温计消毒：将使用后的体温计放入消毒液中，清水冲洗擦干后放入清洁容器中备用。

五、注意事项

1. 测量体温前将体温计的水银柱甩至 35℃ 以下，避免测量结果高于实际体温。

2. 集体测量体温前后，应清点体温计数目，防止遗漏在病人处，尤其是婴幼儿，避免意外伤害的发生。

3. 记录体温要及时、准确、无误。

4. 切忌把体温计放在热水中清洗或放在沸水中煮沸消毒，以免水银过度膨胀引起爆破。

5. 体温计消毒后方可给其他病人使用。

6. 注意口表、肛表、腋表应分别消毒和存放。

脉搏测量

一、目的

1. 判断脉搏有无异常。

2. 动态监测脉搏的变化，间接了解心脏的情况。

3. 协助诊断，为预防、治疗、护理、康复提供依据。

二、用物及设备

有秒针的表、记录本、笔、手消毒液、听诊器（必要时）。

三、情景病例

一位心脏病病人，心律不齐，需要密切观察心率和脉率的变化，你作为其责任护士在为病人测量脉搏时，应首先对病人进行哪些主要方面的评估？如果该病人是个风湿性心脏病伴有心房纤颤的病人，你将如何为病人准确测量脉搏？

四、操作程序

1. 洗手、戴口罩，备齐用物携至床旁，核对、解释。确认病人，取得合作。询问病人是否有剧烈活动，观察病人情绪，剧烈活动、害怕、紧张、哭闹，均会使脉搏增快，影响测量的准确性，应让病人休息 20 分钟，精神放松，安静的测量。

2. 选取合适的体位，使病人舒适，并便于测量。卧位时病人手臂平放，腕部伸展，手掌朝下；坐位时病人手臂自然下垂，肘部弯曲 90°，手腕伸展，手掌向下。

3. 护士以示指、中指、无名指的指端按压在桡动脉处。勿用拇指诊脉，因拇指小动脉的搏动易与病人的脉搏相混淆。

4. 按压力量适中，以能清楚测得脉搏搏动为宜。压力太大阻断脉搏搏动，压力太小感觉不到脉搏搏动。

5. 计数：正常脉搏测 30 秒，乘以 2，即为每分钟脉搏数。异常脉搏应测 1 分钟；脉搏细弱难以触诊时，应测心尖搏动 1 分钟。测量时必须注意脉律、脉搏强弱等情况。

6. 若发现病人存在脉搏短绌，应由 2 名护士同时测量，一人听心率，另一人测脉率，由听心率者发出"起"或"停"口令，计时 1 分钟。

7. 记录：先记录在记录本上，再转录到体温单上或录入到移动护理信息系统的终端设备。脉搏短绌者以分数式记录，记录方式为心率/脉率。如心率 200 次，脉率为 60 次，则应写成 200/60 次/分。

五、注意事项

1. 测量脉搏时须注意脉率、脉律、强弱的变化以及动脉壁的弹性，并准确记录。

2. 不可用拇指测量，因拇指的小动脉搏动易与病人的脉搏相混淆。

3. 注意手的清洁，为每一病人测量脉搏时均要洗手或消毒手，防止交叉感染。

4. 正常人两侧脉搏差异很小，不易察觉。发生某些疾病时，如缩窄性大动脉炎或无脉症，两侧脉搏明显不同，应注意两侧均要测量以作对比。

呼吸测量

一、目的

1. 判断呼吸有无异常。

2. 动态监测呼吸的变化，了解病人呼吸功能情况。

3. 协助诊断，为预防、治疗、护理、康复提供依据。

二、用物及设备

带秒针的表、记录本、笔、必要时备棉花少许。

三、情景病例

一位肺源性心脏病病人，神志恍惚，呼吸不规则，张口呼吸，端坐位，需要密切观察呼吸频率、节律及深浅度的变化，你作为其责任护士在为病人测量呼吸时，应首先对病人进行哪些主要方面的评估？应注意什么？

四、操作程序

1. 护士洗手、戴口罩，备齐用物携至床旁，核对、解释、询问、观察。以便确定病人，取得合作。询问、观察有无影响因素，如病人有剧烈活动、情绪激动，应休息 20～30 分钟后，待情绪稳定后再测量。

2. 协助病人取舒适体位。

3. 测量脉搏后，护士仍将手放在病人的诊脉部位似诊脉状，同时观察呼吸。

避免病人察觉而有意识的控制呼吸，造成测量结果的偏差。

4. 观察病人胸部或腹部起伏情况，一起一伏（即一吸一呼）为呼吸 1 次，正常呼吸测 30 秒，将所测数值乘以 2 即为呼吸次数。如有异常，应计数 1 分钟。

5. 记录：记录在记录本上，再转录到体温单上或录入到移动护理信息系统的终端设备。

6. 整理病人床单位，协助其取舒适卧位。洗手或消毒手预防交叉感染。

五、注意事项

1. 观察呼吸次数的同时应密切观察呼吸的深浅度、节律、声音、形态、是否有特殊气味、两侧的胸部起伏是否对称、是否使用了呼吸辅助肌群、有无鼻翼扇动、胸骨上窝凹陷等缺氧现象。

2. 应在病人情绪稳定，安静环境中测量呼吸。

3. 危重病人呼吸微弱，可用少许棉花置于病人鼻孔前，观察棉花被吹动的次数，计时 1 分钟。

血压测量

一、目的

1. 判断血压有无异常。

2. 动态监测血压的变化，分析血压异常类型及伴随症状。

3. 协助诊断，为预防、治疗、护理、康复提供依据。

二、用物及设备

血压计、听诊器、记录本（体温单）、笔。

三、情景病例

一位高血压病人，血压不稳定，需要密切观察血压变化，以便更好地了解病情，指导用药，你作为其责任护士如何才能准确的反应病人血压的变化？在为病人测量血压时，应首先对病人进行哪些主要方面的评估？测量时还应该注意什么？

四、操作程序

1. 检查血压计的玻璃管有无裂损、水银有无漏出，加压气球、橡胶管有无老化、漏气，听诊器是否完好等。洗手、戴口罩，备齐用物携至床旁，核对、解释。确认病人，取得合作。询问、观察有无影响因素，如吸烟、运动、情绪变化等，如有上述情况应休息 15～30 分钟再测量。

2. 协助病人取合适体位，要求手臂位置与右心房同一水平。坐位时平第四肋，卧位平腋中线。若手臂位置高于心脏水平，测得血压值偏低。反之，则偏高。

3. 卷袖，露臂，手掌向上，肘部伸直。必要时脱袖，以免衣袖过紧影响血流，影响血压的准确性。

4. 放平血压计，驱尽袖带内空气，平整地缠于上臂中部，下缘距肘窝 2～3cm，松紧以能插入一指为宜。袖带缠得太松，呈气球状，有效面积变窄，使血压测量值偏高；袖带缠得太紧，未注气已受压，血压测量值偏低。开启水银槽开关。

5. 戴好听诊器，将听诊器胸件置于袖带下缘肘窝肱动脉最明显处，并用一手固定准备听诊。

6. 另一手握住加压气球，关气门，注气至肱动脉搏动消失再升高 20～30mmHg（2.6～4kPa）。袖带内压力大于心脏收缩压，血流被阻断。打气不可过猛、过快，以免水银溢出和病人不适。充气不足或充气过度都会影响测量结果。

7. 缓慢放气，速度以水银柱每秒下降 4mmHg（0.5kPa）为宜，注意水银柱刻度和肱动脉声音的变化。放气太慢，使静脉充血，舒张压偏高；放气太快，未听清楚声音的变化，猜测血压值。

8. 当听诊器中出现第一声搏动声，此时水银柱所指的刻度，即为收缩压；当搏动声突然变弱或消失，此时水银柱所指的刻度即为舒张压。第一声搏动音出现表示袖带内压力降至与心脏收缩压相等，血流能通过受阻的肱动脉。WHO 规定成人应以动脉搏动音的消失作为判断舒张压的标准。发现血压听不清或异常，应重测。重测时，待水银柱降至"0"点，稍等片刻后再测量。必要时，双侧对照。

9. 测量结束，排尽袖带内余气，扣紧压力活门，整理后放入盒内；血压计盒盖右倾 45°，使水银全部流回槽内，关闭水银槽开关，盖上盒盖，平稳放置。避免玻璃管破裂，水银溢出。

10. 协助病人取舒适的体位。必要时协助穿衣。

11. 记录：分数式表示，收缩压/舒张压 mmHg（kPa），如 120/80mmHg。当变音与消失音之间有差异时，两读数都应记录，收缩压/变音/消失音 mmHg（kPa），如 120/80/60mmHg。

五、注意事项

1. 测量前认真检查血压计性能是否完整、无损、准确。血压计勿放在高温、潮湿的地方，以免橡胶变质，金属生锈。

2. 袖带松紧要适宜，袖带缠得太松，呈气球状，有效面积变窄，使血压测量值偏高；袖带缠得太紧，未注气已受压，血压测量值偏低。

3. 袖带充气时，不可用力过猛，以免血压计被损坏。

4. 血压计应放平稳，勿倒置。用后将袖带内空气排尽、卷平，放于盒内固定处，轻盖盒盖，避免玻璃管压碎。

5. 当发现病人血压听不清或异常时，应重新测量，先将袖带内气体放尽，水银柱降至"0"点，稍等片刻，再行测量，直至听清、听准为止。

6. 密切观察血压者，做到四定：定时间、定部位、定体位、定血压计，以有助于测定的准确性和对照的可比性。

鼻氧管给氧法

氧气是生命活动所必须。氧气疗法是临床上针对缺氧的一种治疗方法，即给予缺氧病人吸入氧气，目的在于提高病人肺泡内的氧分压，从而提高动脉血氧分压（PaO_2），纠正低氧血症及其带来的危害，挽救病人的生命。

一、目的

1. 供给病人氧气，改善由缺氧引起的各种症状。
2. 促进组织的新陈代谢，维持机体生命活动。

二、用物及设备

1. 管道氧气装置或氧气筒及氧气压力表、用氧记录单、笔、标志。
2. 治疗盘内备治疗碗（内盛冷开水），纱布，弯盘，鼻氧管，棉签，扳手。

三、情景病例

病人，男，65 岁，因支气管肺炎入院，入院时病人呼吸困难严重，口唇发绀，为纠正缺氧状态，你应该做哪方面的准备？如果需要鼻氧管给氧，为确保疗效和病人的安全，在操作中你应注意什么？在为病人吸氧时，你将计划如何向病人及家属解释和健康教育？

四、操作程序

1. 护士洗手、戴口罩，备齐用物携至病人床旁。注意检查氧气装置是否漏气、通畅。
2. 核对床号、姓名、腕带，确认病人，向病人及家属讲解鼻氧管给氧的目的、操作步骤和注意事项，取得病人合作。
3. 用湿棉签清洁双侧鼻腔并检查鼻腔有无分泌物堵塞及异常。
4. 将鼻氧管与湿化瓶的出口相连接。
5. 调节氧流量：轻度缺氧 $1\sim2L/min$，中度缺氧 $2\sim4L/min$，重度缺氧 $4\sim6L/min$，小儿 $1\sim2L/min$。
6. 鼻导管前端放治疗碗冷开水中浸润，润滑鼻导管，且可检查鼻导管是否通畅。
7. 将鼻氧管插入病人鼻腔 1cm。动作轻柔，以免引起黏膜损伤。
8. 将导管环绕病人耳部向下放置并调节松紧度。松紧适宜，防止因导管太紧引起皮肤受损。
9. 记录给氧时间和氧流量，观察缺氧症状；实验室指标；氧气装置有无漏气、是否通畅；有无氧疗副作用出现。

10. 停止用氧：先取下鼻氧管，再关闭氧气筒总开关，放出余气后，关流量表开关。

11. 安置病人，使其体位舒适。

12. 记录停止用氧的时间及效果。

13. 卸表。

14. 用物处理，洗手记录。

五、注意事项

1. 严格遵守操作规程，注意用氧安全，切实做到"四防"，即防油、防热、防震、防火，在使用和搬运氧气的过程中，严防剧烈的震动，以免爆炸。氧气筒应放置在阴凉处，筒的周围应严禁烟火和易燃物品，至少距火炉 5m，暖气 1m。氧气筒的螺旋口禁止涂油，以免发生意外。

2. 先调节好流量再插鼻氧管，以免一旦出错，大量氧气进入呼吸道，引起肺部组织损伤。

3. 常用湿化液有蒸馏水、冷开水。

4. 选用一次性鼻氧管、鼻塞，面罩。

5. 湿化瓶等定期消毒更换，防止交叉感染。

6. 氧气筒内氧气勿用尽，压力表至少要保留 0.5mPa（5kg/cm^2），以免灰尘进入筒内，再充气时引起爆炸。

7. 对未用完或已用尽的氧气筒应分别悬挂"满"或"空"的标志，便于及时调换及急用时搬运，提高抢救速度。

吸痰法

吸痰法是指经口腔、鼻腔、或人工气道，将呼吸道内的分泌物吸出，以保持呼吸道通畅，预防吸入性肺炎、肺不张、窒息等并发症的一种方法。

一、目的

1. 清除呼吸道分泌物，保持呼吸道通畅。

2. 促进呼吸功能，改善肺通气。

3. 预防并发症发生。

二、用物及设备

1. 电动吸引器或中心吸引器，必要时备压舌板、开口器、舌钳、电插板等。

2. 治疗盘内用物：有盖罐 2 只（试吸罐和冲洗罐，内盛无菌生理盐水）、一次性无菌吸痰管数根、弯盘、无菌纱布、无菌血管钳及镊子、无菌手套。

三、情景病例

病人，女，49岁，因脑出血伴左侧身体偏瘫一天入院。病人入院后一直处于昏迷状态，轻度紫绀，呼吸浅快，呼吸音粗，有鼾声，为保持病人呼吸道通畅你将计划怎样处理？如果需要吸痰，为了保证吸痰过程顺利进行，在操作过程中你应注意什么？如果该病人是位气管切开的病人，你将计划如何为病人吸痰才使呼吸道不被感染？如果痰液黏稠不宜吸出，如何处理？

四、操作程序

1. 护士洗手、戴口罩，备齐用物携至病人床旁。

2. 核对床号、姓名、腕带，确认病人，向病人及家属讲解吸痰的目的、操作步骤和注意事项，取得病人合作。

3. 接通电源，打开开关，检查吸引器性能并连接，调节负压。

4. 检查病人口、鼻腔，取下活动义齿。

5. 病人头部转向一侧，面向护士。

6. 连接吸痰管，在试吸罐中试吸少量生理盐水。检查吸痰管是否通畅，同时润滑导管前端。

7. 一手返折吸痰导管末端，另一手用无菌血管钳（镊）或者戴无菌手套持吸痰管前端，插入口咽部（10～15cm），然后放松导管末端，先吸口咽部分泌物，再吸气管内分泌物。

8. 气管切开病人吸痰注意无菌操作，先吸气管切开处，再吸口（鼻）部，每次吸痰应更换无菌吸痰管。

9. 手法：左右旋转，向上提管。

10. 吸痰管退出时，在冲洗罐中用生理盐水抽吸冲洗。

11. 观察气道是否通畅；病人的反应，如面色、呼吸、心率、血压等；吸出液的色、性质、量并记录。

12. 痰液黏稠，可配合叩击，蒸气吸入、雾化吸入。

13. 吸痰完毕，拭净病人脸部分泌物，吸痰管按一次性用物处理，吸痰的玻璃接管插入盛有消毒液的试管中浸泡。

14. 安置病人，体位舒适，整理床单位。

15. 整理用物，洗手记录。

五、注意事项

1. 电动吸引器所用负压一般成人 $40.0～53.3kPa$；儿童 $<40.0kPa$。

2. 若口腔吸痰有困难者，可从鼻腔吸引。

3. 昏迷病人可用压舌板或开口器帮助张口。

4. 插管时不可有负压，以免引起呼吸道黏膜损伤。

5. 若气管切开吸痰，注意无菌操作，先吸气管切开处，再吸口（鼻）部。

6. 吸痰动作应轻柔，避免损伤呼吸道黏膜。

7. 每次吸痰时间＜15 秒，以免造成缺氧。

8. 贮液瓶内吸出液（＜2/3）应及时倾倒。

9. 吸痰用物每班更换、消毒。

第六单元

冷、热疗法

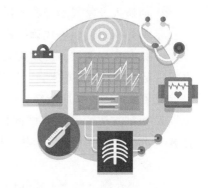

乙醇拭浴

乙醇是一种挥发性的液体，拭浴时在皮肤上迅速蒸发，吸收和带走机体大量热量，并刺激皮肤使血管扩张，因此散热能力较强。但是对血液病病人及婴幼儿禁用。

一、目的

为高热病人降温。

二、用物及设备

1. 治疗车上层：治疗盘内备浴巾、小毛巾、热水袋（内装 60～70℃热水，装入布套中）、冰袋（内装冰块，装入布套中）；治疗盘外备脸盆（内盛 30℃、25％～30％乙醇 200～300ml）、手消毒液。必要时备干净衣物、大单。

2. 治疗车下层：医用垃圾桶、生活垃圾桶。必要时备便器。

3. 必要时备屏风遮挡。

三、情景病例

情景 1：病人，女，12 岁，因咳嗽伴发热两天入院。病人入院后体温高达 40.8℃，为使病人体温恢复正常，你将计划为病人做什么？如果用乙醇拭浴，你在实施过程中应注意什么？如果实施后病人体温仍在 39℃以上，你将怎么办？计划下一步做何处理？

情景 2：病人，女，36 岁，以往有甲状腺功能亢进病史，本次因感冒后突然高烧达 40℃而急症入院。入院后你需要对该病人进行哪些方面的评估？如果病人烦躁不安，不合作，你如何说服病人接受护理操作？

四、操作程序

1. 护士着装整齐，洗手、戴口罩，备齐用物携至病人床旁。

2. 向病人及家属解释乙醇拭浴的目的和方法。协助病人排尿。

3. 拉好围帘或以屏风遮挡病人。

4. 松开床尾盖被，协助病人脱去上衣，松解裤带；置冰袋于病人头部，放热水袋于足底。（头部置冰袋，以助降温并防止头部充血而致头痛；热水袋置足底，以促进足底血管扩张而减轻头部充血，并使病人感到舒适）

5. 擦拭方法：暴露擦拭部位，将浴巾垫于擦拭部位下，小毛巾浸入乙醇中，拧至半干，缠于手上成手套状，以离心方向拭浴，拭浴毕，用浴巾擦干皮肤。

6. 擦拭顺序

（1）颈外侧→肩→上臂外侧→前臂外侧→手背。

（2）侧胸→腋窝→上臂内侧→肘窝→前臂内侧→手心。

（3）颈下肩部→臀部；（擦拭毕，穿好上衣，脱去裤子）。

（4）髋部→下肢外侧→足背。

（5）腹股沟→下肢内侧→内踝。

（6）臀下→大腿后侧→腘窝→足跟。

7. 擦拭时间：每侧（四肢、腰背部）3 分钟，全过程 20 分钟以内。

8. 观察病人有无出现寒战、面色苍白、脉搏呼吸异常等情况，如有异常，停止拭浴，及时处理。

9. 取下热水袋，根据需要更换干净衣裤，协助病人取舒适体位，整理病人床单位。

10. 整理用物，清洁、消毒后放原处备用。

11. 洗手、记录时间、效果和病人反应。30 分钟后测量体温，若低于 39℃，取下头部冰袋，记录降温后体温。

五、注意事项

1. 拭浴过程中，注意观察局部皮肤情况及病人反应。

2. 禁忌擦拭心前区、腹部、后颈和足底部位。

3. 拭浴时，以拍拭（轻拍）方式进行，避免用摩擦方式，因摩擦易生热。

热湿敷法

一、目的

解痉、消炎、消肿、减轻疼痛。

二、用物及设备

1. 治疗车上层：治疗盘内备敷布 2 块、手套或长把钳子 2 把、凡士林、纱布、棉签、一次性治疗巾、水温计。治疗盘外备脸盆（内盛热水）、手消毒液。必要时备大毛巾、热水袋、换药用物。

2. 治疗车下层：医用垃圾桶、生活垃圾桶。

三、情景病例

病人，男，26 岁，因运动不慎导致右下肢胫骨骨折伴踝部扭伤 3 天入院，入院发现病人踝部肿胀明显，你考虑该如何为病人解决肿胀及疼痛问题？在操作中你该注意什么？

四、操作程序

1. 根据医嘱核对并评估病人。

2. 向病人及家属解释热湿敷的目的、方法、注意事项及配合要点。

3. 携用物至病人床旁，核对病人信息。

4. 暴露受敷部位，在受敷部位下垫一次性治疗巾；受敷部位涂凡士林后盖一层纱布。凡士林可减缓热的传导，防止烫伤病人，并使热疗效果持久。

5. 戴手套，将敷布浸入热水中后拧至不滴水（或双手各持一把钳子将浸在热水中的敷布拧至不滴水），（水温为 50～60℃，放在手腕内测温，以不烫手为宜）抖开敷布，折叠后敷在患处。

6. 每 3～5 分钟更换一次敷布，持续 15～20 分钟后，撤掉敷布和纱布，擦去凡士林；盖好治疗部位；协助病人取舒适体位，整理病人床单位。

7. 整理其他物品，清洁、消毒后放于原处备用。

8. 洗手、记录。

五、注意事项

1. 若病人热敷部位不禁忌压力，可将热水袋放置在敷布上再加盖大毛巾，以维持热敷温度。

2. 若病人感觉过热，可揭开敷布一角散热。

3. 若热敷部位有伤口，须按无菌技术处理伤口后进行热湿敷。

4. 热湿敷过程中注意观察皮肤颜色和病人全身情况，防止烫伤。

5. 记录热湿敷部位、时间、效果及病人反应，便于评价。

第七单元

鼻饲法

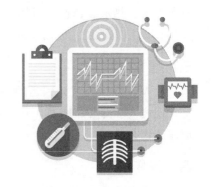

鼻饲法是将导管经鼻腔插入胃内，从管内灌入流质食物、水分和药物的方法。

一、目的

对下列不能自行经口进食病人以鼻胃管供给食物和药物，以维持病人营养和治疗的需要。主要用于以下病人。

1. 昏迷病人。

2. 口腔疾患或口腔手术后病人，上消化道肿瘤引起吞咽困难的病人。

3. 不能张口的病人，如破伤风病人。

4. 其他病人，如早产儿、病情危重者、拒绝进食者。

二、用物及设备

1. 治疗车上层：无菌鼻饲包（内备：治疗碗、镊子、止血钳、压舌板、纱布、胃管、50ml注射器、治疗巾、鼻饲管）、液体石蜡、棉签、胶布、别针、夹子或橡皮圈、手电筒、听诊器、弯盘、鼻饲流食（38～40℃）、温开水适量、漱口用物、唇膏、手消毒液。

2. 治疗车下层：生活垃圾桶、医用垃圾桶。

三、情景病例

情景1：病人，男，56岁，因脑出血伴左侧身体偏瘫一天而入院。病人入院后一直处于昏迷状态，为满足病人的营养需要，你将计划做什么？如果需要鼻饲饮食，为了保证插管的顺利进行，在操作过程中你应注意什么？

情景2：病人，男，42岁，因口面部外伤，于一天前进行了口腔修补和面部缝合术，为满足病人营养的需要，医嘱鼻饲饮食，在插鼻饲管之前，你需要对病人进行哪些方面的评估？如果病人害怕插管或者不能很好的接受插管，你将如何向病人解释，说服病人，以保证插管的顺利进行？

四、操作程序

（一）插管

1. 护士着装整洁，洗手、戴口罩，备齐用物携至病人床旁。

2. 核对床号、姓名、腕带，确认病人，向病人及家属讲解插胃管的目的、操作步骤和基本原理，并争取病人的合作。

3. 若清醒的病人，插管前教病人学会吞咽或深呼吸。

4. 若戴眼镜或活动义齿，应取下妥善放置，防止脱落、误咽。

5. 根据病情取半坐位或卧位，无法坐位时可取右侧卧位。坐位或半坐卧位均可减少胃管通过鼻咽部时引起的呕吐反射，减少病人不适。

6. 打开鼻饲包，将治疗巾铺于病人颌下，弯盘置于易取处。

7. 观测鼻腔，选择通畅一侧，用蘸取适量温开水的棉签清洁鼻腔，以便插入。

8. 测量插管长度：一手托起胃管，一手用镊子夹住胃管的前端，测量长度，以测量病人前额发际到胸骨剑突处的长度为标准（一般成年人 45～55cm）。为防止反流、误吸、插管长度可在 55cm 以上，若需经胃管注入刺激性药物，可将胃管再向深部插入 10cm。

9. 将少许液体石蜡倒于纱布上，润滑胃管的前端，以减少插管过程中的摩擦阻力。

10. 插管

（1）一手持纱布托住胃管，一手持镊子夹住胃管的前端，沿选定侧鼻孔，先稍向上而后平行，再向后下缓慢轻轻地插入，使胃管经鼻前庭沿总鼻道下壁内侧靠下滑行。

（2）当胃管插入 5～7cm 时，立即向后下推进，避免刺激咽喉部的感受器而引起恶心。

（3）插入胃管 10～15cm（咽喉部），根据病人具体情况进行插管。

① 清醒病人：嘱病人做吞咽动作，顺势将胃管向前推进，直至预定长度。

② 昏迷病人：左手将病人的头托起，使下颌靠近胸骨柄，缓缓插入胃管至预定长度。

③ 插管过程中若出现恶心、呕吐，可暂停插管，嘱病人做深呼吸动作，如病人出现咳嗽、呼吸困难、发绀等现象，表明胃管插入气管，应立即拔出，休息后再重新插入。

11. 确定胃管的位置：确定胃管是否在胃内，通常用的方法有以下三种。

（1）将注射器连接与胃管的末端进行抽吸，抽出胃液。

（2）将听诊器置于胃区，迅速向胃内注入 10～15ml 的空气，听气过水声。

（3）将胃管的末端置于盛温开水的治疗碗内，无气泡逸出。

12. 确定胃管在胃内后，用胶布将胃管固定在鼻翼部，以防止胃管脱出。

13. 将注射器连接胃管的末端进行抽吸，见有胃液抽出，注入少量的温开水，再缓缓注入鼻饲液或药液（温度为 38～40℃，每次量不超过 200ml，间隔时间大于 2 小时），鼻饲完毕，再注入少量温开水以冲净胃管，防止鼻饲液积聚在胃管内变质，造成肠炎或堵塞管腔。

14. 将胃管末端提高并反折，用纱布包好，用橡皮圈系紧，用别针将胃管固定于大单、枕旁或病人衣领处，防止灌入的食物反流或胃管脱落。

15. 协助病人清洁口腔、鼻孔，整理床单位，嘱病人维持原卧位 20～30 分钟。

16. 整理用物。

17. 洗手或消毒手。

18. 记录插管时间，病人的反应、鼻饲液的种类及量等。

（二）拔管

1. 携带用物至病人床前，核对病人，并向病人说明拔管的原因及过程，取得合作。

2. 将弯盘置于颌下，夹紧胃管的末端放弯盘内。

3. 揭去固定的胶布，用纱布包绕近鼻孔处的胃管，嘱病人深呼吸，在病人呼气时拔管，边拔边用纱布擦胃管，至咽喉处迅速拔出。

4. 将胃管置于弯盘内，移至病人视线以外。

5. 清洁病人口面部，擦去胶布痕迹，帮助病人取舒适的卧位，整理床单位。

6. 整理用物，清洗、消毒、备用。

7. 洗手。

8. 记录拔管的时间及病人反应。

五、注意事项

1. 插入胃管过程如果病人出现呛咳、呼吸困难、发绀等，表明胃管误入气管，应立即拔出胃管。

2. 每次鼻饲前应证实胃管在胃内且通畅，并用少量温水冲管后再进行喂食，鼻饲完毕后再次注入少量温开水，防止鼻饲液凝结。

3. 鼻饲液温度应保持在 38～40℃，避免过冷或过热；新鲜果汁与奶液应分次注入，防止产生凝块；药片应研碎溶解后注入。

4. 长期鼻饲病人应每天进行 2 次口腔护理，并定期更换胃管。普通胃管每周更换一次，硅胶胃管每月更换一次。

5. 食管静脉曲张、食管梗阻的病人禁忌使用鼻饲法。

第八单元

导尿术及其应用

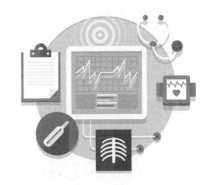

女病人导尿术

导尿术是在严格的无菌操作下，用导尿管经尿道插入膀胱，引出尿液的方法。

一、目的

1. 为尿潴留病人引流出尿液，以减轻痛苦。

2. 协助临床诊断。如留取未受污染的尿标本做细菌培养；测量膀胱容量、压力及检查残余尿液；进行尿道或膀胱造影等。

3. 为膀胱肿瘤病人进行膀胱化疗。

二、用物及设备

1. 治疗车上层：一次性无菌导尿包（包括初步消毒用物：小方盘、数个碘伏消毒棉球、镊子、纱布、手套；再次消毒及导尿用物：手套、洞巾、弯盘、双腔气囊导尿管、4 个消毒棉球、镊子 2 把、自带无菌液体 10ml 注射器、石蜡油棉球、无菌试管、纱布、集尿袋、大方盘、治疗巾等）、手消毒液、弯盘、一次性垫巾、浴巾。

2. 治疗车下层：医用垃圾桶、生活垃圾桶。

3. 导尿管的种类：单腔导尿管（用于一次性导尿）、双腔导尿管（用于留置导尿）、三腔导尿管（用于膀胱冲洗或向膀胱内滴药）三种。其中双腔导尿管和三腔导尿管均有一个气囊，以达到将尿管头端固定在膀胱内防止脱落的目的。根据病人情况选择合适大小的导尿管。

4. 根据环境情况酌情关闭门窗，屏风遮挡。

三、情景病例

情景 1：病人，女，26 岁，因分娩后 6 小时未排尿，病人烦躁不安，主诉腹部胀痛，有尿意，但排尿困难，经诱导排尿均无效，你考虑该如何为病人解除痛苦？

在操作中你应注意什么？

情景 2：病人，女，35 岁，因发热伴腰部疼痛而到医院就诊，为明确诊断，需取无菌尿液做细菌培养，你计划采取什么方法为病人采集尿标本？在实施中应注意什么？如何指导病人？

四、操作程序

1. 护士着装整洁，洗手、戴口罩。

2. 评估病人基本情况、膀胱充盈度和会阴部位皮肤黏膜情况及清洁度。

3. 携用物至病人床旁，核对病人。

4. 移床旁椅于操作的同侧床尾。

5. 松开床尾盖被，帮助病人脱去对侧裤腿，盖在近侧腿部，并盖上浴巾，对侧腿用盖被遮盖。

6. 协助病人取屈膝仰卧位，两腿略外展，暴露外阴。

7. 将一次性垫巾垫于病人臀下，弯盘置于病人近外阴处。洗手，核对检查并打开导尿包。

8. 初步消毒：从一次性导尿包内取出初步消毒用物，护士一手戴手套，将消毒液棉球倒入小方盘内。一手持镊子夹取棉球依次初步消毒阴阜、大阴唇，再用戴手套的手分开大阴唇，消毒小阴唇和尿道口。每次棉球只用一次，防止已消毒过的部位受污染。污棉球放在弯盘内。消毒完毕，脱下手套置弯盘内，将弯盘和小方盘移至床尾。

9. 洗手，将导尿包放在病人两腿之间，按无菌技术操作原则打开治疗巾。

10. 戴无菌手套，铺洞巾，使洞巾和治疗巾内层形成一无菌区。

11. 按操作顺序整理用物：检查导尿管气囊；用石蜡油棉球润滑导尿管前段，并与集尿袋连接。取消毒棉球放在大方盘内。

12. 再次消毒：弯盘置于外阴处，一手拇指、示指分开并固定小阴唇，一手持镊子夹取消毒液棉球，分别消毒尿道口、两侧小阴唇、尿道口。用镊子夹持盛污棉球的弯盘放于床尾处。

13. 导尿：一手继续固定小阴唇，一手将大方盘移至洞巾口旁，嘱病人张口呼吸，用另一镊子夹持导尿管对准尿道口轻轻插入尿道 4～6cm，见尿液流出后再插入 7～10cm。将注射器内的无菌液体注入气囊，轻拉导尿管有阻力感，即证实导尿管固定于膀胱内。

14. 如需做尿液培养，用无菌试管接取尿液 5ml，盖好瓶盖，放于治疗盘内。

15. 夹闭导尿管，撤下洞巾，擦净外阴，从病人大腿下将集尿袋固定床沿下挂钩上，开放导尿管。

16. 操作后处理：脱手套于导尿包治疗巾内，包裹弃于医用垃圾桶内。给病人盖好盖被，撤出病人臀下垫巾，协助病人取舒适卧位，整理床单位。

17. 洗手，记录。

五、注意事项

1. 严格执行查对制度和无菌技术操作原则。

2. 在操作过程中注意保护病人的隐私，并采取适当的保暖措施，防止病人着凉。

3. 对膀胱高度膨胀且极度虚弱的病人，第一次放尿不得超过 1000ml。因大量放尿可使腹腔内压急剧下降，血液大量滞留在腹腔内，导致血压下降而出现虚脱；另外膀胱内压突然降低，还可导致膀胱黏膜急剧充血，发生血尿。

4. 老年女性尿道口回缩，插管时应仔细观察、辨认，避免误入阴道。

5. 如果导尿管误入阴道，应另换无菌导尿管重新插入。如导尿管滑出疑有污染，不能再向内插，防止泌尿系统发生感染。

6. 气囊导尿管固定时要注意不能过度牵拉尿管，以防膨胀的气囊卡在尿道内口，压迫膀胱壁或尿道，导致黏膜组织的损伤。

膀胱冲洗

膀胱冲洗是利用三通的导尿管，将无菌溶液灌入到膀胱内，再用虹吸原理将灌入的液体引流出来的方法。

一、目的

1. 对留置导尿的病人，保持尿液引流通畅。

2. 清洁膀胱，清除膀胱内的血凝块、黏液及细菌等，预防感染。

3. 治疗某些膀胱疾病，如膀胱炎、膀胱肿瘤。

二、用物及设备（密闭式膀胱冲洗术）

1. 治疗车上层：留置导尿用物 1 套、冲洗溶液（根据医嘱准备，常用的有生理盐水、0.02％呋喃西林溶液等，温度为 38～40℃）、无菌冲洗容器、无菌棉签、消毒液、手消毒液。

2. 治疗车下层：便盆及便盆巾、医用垃圾桶、生活垃圾桶。

3. 根据环境情况酌情关闭门窗，屏风遮挡。

三、情景病例

情景1：病人，男，76 岁，因排尿不畅 6 年，诊断前列腺肥大并行前列腺切除术，术后为保持尿液引流通畅，预防感染应采取什么措施？在操作前你将如何向病人及家属解释以取得病人的合作？若在操作过程中病人感到疼痛不适，你将如何处理？

情景2：病人，男，58岁，因排尿中断伴疼痛3天入院，经诊断后行取石术，为保持引流通畅，防止血块形成，你将采取什么措施？在实施中应注意什么？如何指导病人？

四、操作程序

1. 按导尿术插好导尿管，按留置导尿管术固定导尿管并排空膀胱。

2. 连接冲洗液体与膀胱冲洗器，将冲洗液瓶倒挂于输液架上，排气后夹闭冲洗导管。

3. 分开导尿管与集尿袋引流管接头连接处，消毒导尿管口和引流管接头，将导尿管和引流管分别与"Y"形管的两个分管相连接，主管连接冲洗导管。

4. 夹闭引流管，开放冲洗管，使溶液滴入膀胱，调节滴速。待病人有尿意或滴入溶液200～300ml后，夹闭冲洗管，放开引流管，将冲洗液全部引流出来后，再夹闭引流管。

5. 按需要如此反复冲洗。在冲洗过程中，经常询问病人感受，观察病人反应及引流液性状。

6. 冲洗完毕，取下冲洗管，消毒导尿管口和引流管接头并连接。

7. 清洗外阴部，固定好导尿管。

8. 协助病人取舒适卧位，整理床单位，清理物品。

9. 洗手，记录。

五、注意事项

1. 严格执行无菌技术操作。

2. 若流出量少于灌入的液体量，应考虑是否有血块或脓液阻塞，可增加冲洗次数或更换导尿管。

3. 冲洗时嘱病人深呼吸，尽量放松，以减少疼痛。若病人出现腹痛、腹胀、膀胱剧烈收缩等情形，应暂停冲洗。

4. 冲洗瓶内液面，距床面约60cm，以便产生一定的压力，使液体能够顺利滴入膀胱内。

5. 滴速一般为60～80滴/分，不宜过快，以防病人尿意强烈，膀胱收缩，迫使冲洗液从导尿管侧溢出尿道外。

6. 如系滴入治疗用药，须在膀胱内保留30分钟后再引流出体外。

7. "Y"形管需低于耻骨联合，以便引流彻底。

8. 每天冲洗3～4次，每次冲洗量500～1000ml。

9. 记录冲洗液名称、冲洗量、引流量、引流液性质、冲洗过程中病人反应等。

10. 冲洗后如出血较多或血压下降，应立即报告医生给予处理，并注意准确记录冲洗液量及性状。

第九单元

大量不保留灌肠

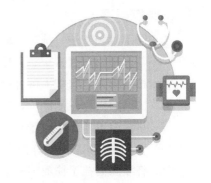

灌肠法是将一定量的液体用肛管由肛门经直肠灌入结肠，协助病人排便、排气的方法。临床上，根据灌肠的目的不同，可分为大量不保留灌肠、小量不保留灌肠、清洁灌肠、保留灌肠。

一、目的

1. 解除便秘、肠胀气。
2. 清洁肠道。为胃肠道手术、检查或分娩做准备。
3. 稀释并清除肠道内的有害物质，减轻中毒。
4. 灌入低温液体，为高热病人降温。

二、用物及设备

1. 治疗车上层：治疗盘内备一次性灌肠器包（包内有灌肠筒、引流管、肛管1套，治疗巾，孔巾，肥皂冻1包，纸巾数张，手套），水温计，润滑剂，棉签，根据医嘱准备的灌肠液。治疗盘外备橡胶单或塑料单，弯盘，手消毒液。

2. 治疗车下层：便盆，便盆巾，生活垃圾桶，医用垃圾桶。

3. 灌肠溶液：常用 0.1%～0.2% 的肥皂液，生理盐水。成人每次用量为500～1000ml，小儿200～500ml。溶液温度一般为39～41℃，降温时用28～32℃，中暑用4℃。

三、情景病例

情景1：病人，男，67岁，因长期卧床，已有4天未排大便，自述腹部胀满，有便意，但排便困难，你考虑应采取何种措施为病人解除痛苦？在操作中你该注意什么？操作前你应该重点对病人进行哪些方面的评估？

情景2：病人，男，58岁，因腹部胀痛不适6个月而入院，入院后行剖腹探查术。为便于手术，防止术中污染，你将如何准备肠道？在实施中应注意什么？如何指导病人及家属？

四、操作程序

1. 护士着装整洁、洗手、戴口罩。

2. 备齐用物，携带至病人床旁。

3. 核对病人，向病人解释操作目的及方法，取得病人合作。

4. 协助病人取左侧卧位，双膝屈曲，褪裤至膝部，臀部移至床沿。

5. 垫橡胶单和治疗巾于臀下。置弯盘于臀边。不能自我控制排便的病人可取仰卧位，臀下垫便盆。盖好被子，只暴露臀部。

6. 将灌肠筒挂于输液架上，筒内液面高于肛门 40~60cm。

7. 戴手套，连接肛管，润滑肛管前段，排尽管内气体，夹管。

8. 左手垫卫生纸分开臀部，暴露肛门口，嘱病人深呼吸，右手将肛管轻轻插入直肠 7~10cm。

9. 固定肛管，开放管夹，使液体缓缓流入。

10. 密切观察筒内液面下降和病人的情况。如病人感觉腹胀或有便意，可嘱病人张口深呼吸，放松腹部肌肉，并降低灌肠筒的高度以减慢流速或暂停片刻。如病人出现脉速、面色苍白、出冷汗、剧烈腹痛，心慌气促，应立即停止灌肠，与医生联系，给予及时处理。

11. 待灌肠液即将流尽时夹管，用卫生纸包裹肛管轻轻拔出，弃于医用垃圾桶内，擦净肛门，脱下手套，消毒双手。

12. 协助病人取舒适卧位，嘱其尽量保持 5~10 分钟后，再排便。

13. 协助能下床的病人上厕所排便。对不能下床的病人，给予便盆，将卫生纸、呼叫器放于易取处。排便后及时取出便器，协助病人穿裤，整理床单位，开床通风。

14. 整理病人及床单元，协助病人取舒适卧位。

15. 观察大便性状，必要时留取标本送检，清理用物。

16. 洗手，在体温单大便栏目处记录灌肠结果，如灌肠后解便一次为 1/E，灌肠后无大便记为 0/E。记录灌肠时间，灌肠液的种类、量，病人的反应等。

五、注意事项

1. 认真执行查对制度，避免差错事故的发生。

2. 正确选用灌肠溶液，掌握溶液的温度、浓度和量。肝昏迷病人禁用肥皂液灌肠；充血性心力衰竭和水钠潴留病人禁用生理盐水灌肠；急腹症、消化道出血、妊娠、严重心血管疾病等病人禁忌灌肠。

3. 注意保暖，维护病人隐私，减轻心理压力。

4. 保持一定的灌注压力和速度，灌肠筒过高，压力过大，液体流入速度过快，不易保留，而且易造成肠道损伤。伤寒病人灌肠时灌肠筒内液面不得高于肛门

30cm，液体量不得超过 500ml。

5. 肛管内气体要排尽，防止气体进入直肠。

6. 顺应肠道解剖，插管时勿用力，以防损伤肠黏膜。如插入受阻，可退出少许，旋转后缓缓插入。小儿插入深度为 4～7cm。

7. 灌肠液在肠中应有足够的作用时间（5～10 分钟），以利粪便充分软化容易排出。

8. 降温灌肠，液体要保留 30 分钟，排便后 30 分钟，测量体温并记录。

9. 准确掌握灌肠溶液的温度、浓度、流速、压力和溶液的量。

第十单元

药物疗法

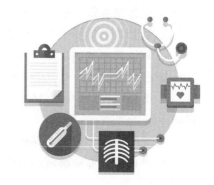

口服给药法

口服给药法由于其方便、经济和相对安全，因此是最常用的给药方法。

一、目的

1. 协助病人遵照医嘱安全、正确的服下药物。
2. 减轻症状、治疗疾病、维持正常生理功能。
3. 协助诊断、预防疾病。

二、操作前准备

1. 评估病人并解释

（1）评估：病人的病情、年龄、意识状态及治疗情况；病人的吞咽能力，有无口腔、食管疾病，有无恶心、呕吐状况；病人是否配合服药及遵医行为；病人对药物的相关知识了解程度。

（2）解释：向病人及家属解释给药目的和服药的注意事项。

2. 药物及用物准备

（1）药物准备：病人所需口服药物由中心药房负责准备。病区护士负责把服药车、医生处方送至中心药房，中心药房的药剂师负责摆药、核对，并将服药车上锁，外勤人员将服药车送至病区。

（2）用物准备：药车、服药本、小药卡、饮水管、水壶（内盛温开水）等。

3. 病人准备：了解服药目的、方法、注意事项和配合要点，取舒适体位。

4. 环境准备：环境清洁、安静、光线充足。

5. 护士准备：衣帽整齐，修剪指甲，洗手，戴口罩。

三、情景病例

你作为责任护士，今天要为病区病人按时发放口服药物，在为病人发药时，将如何遵循"安全用药原则"？如果有昏迷病人或口腔疾病的病人，你将如何为病人备药？如果有服强心药的病人，你在为病人发药时又应该注意什么才能保证病人用药安全？

四、操作程序

1. 发药前，护士与另一名护士再核对一遍，以保证给药无误。

2. 携带服药本、发药车、温开水到病人床前，按照医嘱给药时间按床号顺序将药物及时发送给病人。

3. 再次核对，核对小药卡上的床号、姓名、腕带后，并询问病人姓名，得到准确回答后再发药；对不能答复的病人，确认无误后才能发药。

4. 协助病人取舒适卧位，解释服药的目的及注意事项。

5. 提供温开水，协助病人服用，并确认病人服下。

6. 如病人提出疑问时，应重新查对，确认无误后再给病人服用。

7. 若病人不在，可将药物带回，待病人回来后再予服用，必要时交班。

8. 对自理服药有困难的病人，应予以帮助，保证病人服下药物。婴幼儿或危重病人，应予喂药；鼻饲者，应将药物研碎，于灌注液中搅匀，再行灌注。

9. 对婴幼儿喂药的具体操作方法：为患儿喂药时，应将其抱起，颌下垫小毛巾，用小匙盛药，从患儿嘴角缓缓喂入，若患儿不合作，可用小匙轻轻压住舌头一侧，直至患儿吞咽。

10. 发药时要根据药物的性质正确分发，并按需要向病人或家属进行用药指导。

（1）抗生素及磺胺类药物需在血液内保持有效浓度，应准时服药。

（2）磺胺类药物，应嘱咐病人服药后多饮水，因此类药从肾脏排出，尿少时易析出结晶，导致肾小管阻塞。

（3）健胃药宜在饭前服，助消化药及对胃肠黏膜有刺激的药物如阿司匹林等，宜在饭后服用。

（4）对呼吸道黏膜起安抚作用的药物，如止咳糖浆和口内含化的药片，服后不宜立即饮水，一般应在15分钟后才可饮水。

（5）服用强心苷类药物前，应先测脉率。若脉率低于60次/分或出现不曾发生过的心律不齐，应暂停发药，并报告医生以决定是否停止发药。

（6）对牙齿有腐蚀作用或使牙齿染色的药物，如酸类或铁剂，可用吸管吸服，并及时漱口以免药液与牙齿直接接触。

（7）有相互作用的药物不宜同时或在短时间内服用。如胃蛋白酶溶液在碱性环境下会迅速失去活性，忌与胃舒平、碳酸氢钠等碱性药物同时服用。

11. 发药后处理

（1）发药后要对病人用过的药杯进行消毒处理。一般可浸泡于消毒溶液中，30

分钟后用清水冲净，擦干备用。

（2）盛油剂的药杯先用纸擦净后再消毒处理。如用一次性的塑料小药杯，须经集中消毒处理后再丢弃，以防止病原微生物的传播。

（3）应每日清洁发药车、发药盘，整理药柜。

五、注意事项

1. 严格进行查对制度，做好"三查七对"，防止发生差错事故。

2. 固体药摆放时，一次只取一份（一顿），以防混淆。

3. 液体药，发药前备好，只准备当次所服液体药。

4. 发药后观察病人服药效果及不良反应，如有异常及时和医生联系，酌情处理。

超声雾化吸入

常用于预防和治疗呼吸道疾病，药物吸入后，除了对呼吸道局部产生疗效外，还可通过肺的吸收，达到全身疗效。由于雾化吸入疗效快，药物用量较小，不良反应相对较轻，故应用较为广泛，但要注意呼吸道给药时必须气雾化，以免引起呛咳。由于雾滴的大小与药物到达呼吸道的部位和吸收的量有关，因此应根据用药目的、病变的部位，选择载药雾滴的大小。

一、目的

1. 湿化气道：常用于呼吸道湿化不足、痰液黏稠、气道不畅者，也可作为气管切开术后常规治疗手段。

2. 控制感染：消除炎症，控制呼吸道感染。常用于咽喉炎、支气管扩张、肺炎、肺脓肿、肺结核等病人。

3. 改善通气：解除支气管痉挛，保持呼吸道通畅。常用于支气管哮喘等病人。

4. 祛痰镇咳：减轻呼吸道黏膜水肿，稀释痰液，帮助祛痰。

二、操作前准备

1. 评估病人并解释

（1）评估：病人的病情、治疗情况、用药史、过敏史；病人的意识状态、肢体活动能力、对用药的认知及合作程度；呼吸道是否通畅、面部及口腔黏膜有无感染、溃疡等。

（2）解释：向病人及家属解释超声波雾化吸入法的目的、方法、注意事项及配合要点。

2. 病人准备

（1）病人了解超声波雾化吸入法的目的、方法、注意事项及配合要点。

（2）取卧位或坐位接受雾化治疗。

3. 环境准备：环境清洁、安静，光线、温湿度适宜。

4. 护士准备：衣帽整洁，修剪指甲，洗手，戴口罩。

5. 用物准备

（1）治疗车上层：超声波雾化吸入器一套；水温计、弯盘、冷蒸馏水、生理盐水；药液（①抗生素，常用庆大霉素、卡那霉素等控制呼吸道感染；②平喘药，常用氨茶碱、沙丁胺醇（舒喘灵）等解除支气管痉挛；③祛痰药，常用α-糜蛋白酶等稀释痰液，帮助祛痰；④糖皮质激素，常用地塞米松等减轻呼吸道黏膜水肿）。

（2）治疗车下层：锐器盒、医用垃圾桶、生活垃圾桶。

三、情景病例

病人，女，69 岁，诊断支气管肺炎。自述呼吸困难伴咳嗽、咳痰，痰液黏稠不易咳出。查体：端坐位，呼吸费力，呼吸浅快，口唇发绀、有痰鸣音。医嘱：超声雾化吸入。你在为病人雾化吸入时，你将如何向病人解释和指导才能更好的取得病人合作？在吸入时还应注意什么？

四、操作程序

1. 护士着装整洁、洗手、戴口罩帽子。

2. 连接雾化器各部件，水槽内加入冷蒸馏水约 250ml，浸没雾化罐底部透声膜。

3. 核对后，将药液稀释至 30～50ml 倒进雾化器罐内，将盖旋紧。

4. 携带用物到病床旁，核对病人并做解释，协助其取合适体位。

5. 接通电源，先打开电源开关，根据需要调节雾量。雾量过小达不到治疗目的，过大会致病人不适。

6. 协助病人将口含器或面罩放置好，指导其紧闭口唇深呼吸。以更好发挥疗效。

7. 治疗毕，取下口含器或面罩；关电源开关。

8. 帮助病人擦净面部，取舒适体位；清理用物，将螺纹管浸泡消毒。防止交叉感染。

9. 观察并记录治疗效果及反应。有时因干稠的分泌物湿化而膨胀，使原来部分阻塞的支气管被完全阻塞以至咳不出痰。可予拍背助痰排出，必要时吸痰。

五、注意事项

1. 水槽内须保持有足够冷水，槽内水温勿超过 50℃，以免损坏机件。

2. 每次治疗时间为 15～20 分钟。

3. 操作轻稳，以免损坏水槽底部的电晶片及雾化罐底部的透声膜。

4. 治疗过程需加入药液时，不必关机，直接从盖上小孔内添加即可；若要加水入水槽，必须关机操作。

抽吸药液

常用的注射法有皮内注射、皮下注射、肌内注射和静脉注射，在进行各种注射给药前，都必须抽吸药液。吸药必须严格按照无菌操作规程和查对制度进行，具体内容如下。

一、目的

注射术的前期步骤，用注射器抽取药液，为各种注射给药做好准备。

二、用物准备

1. 注射盘常规放置下列物品：皮肤消毒液（2%碘酊、75%乙醇，或0.5%碘伏）、砂轮、启瓶器、无菌棉签、弯盘。

2. 注射器及针头（注射器由空筒和活塞组成。空筒前端为乳头，空筒上有刻度，活塞后部为活塞轴、活塞柄。针头由针尖、针梗和针栓三部分组成）。

三、操作流程

（一）准备

1. 护士准备：着装整洁，洗手、戴口罩。

2. 环境准备：按无菌操作要求进行。

3. 用物准备：备齐药物及用物。

（二）核对、检查药物

1. 根据医嘱，核对药液（名称、剂量、给药方法、给药时间）。

2. 检查药液质量：有效期、色泽、药液瓶身有无裂痕、药液有无混浊、沉淀。

（三）吸取注射用药液

1. 自安瓿中吸药法

（1）备好注射盘。

（2）用手指轻轻弹安瓿颈部，使安瓿颈部的药液流至体部。

（3）目前厂家提供的安瓿，其颈、体之间多有一环形凹痕，应用时仅需用2%碘酊或75%乙醇或0.5%的碘伏棉签消毒后用手指屈折安瓿，使其折断。如安瓿无上述凹痕，则蘸一消毒液棉签，夹放于左手小指和无名指之间，取安瓿和砂轮并排夹放于左手示指和拇指间，消毒安瓿颈部和砂轮，消毒液棉签放回原处，右手中指按压安瓿头端，示指和拇指持砂轮在安瓿颈部划痕，棉签未用的一面擦拭安瓿颈部划痕处，然后以双手手指分别持住安瓿体部和颈部末段，将安瓿轻轻屈折，使安瓿折断。放于稳妥处，备用。

（4）取注射器，检查型号、有效期、外包装有无破损。确认无误后，沿开口处打开，拧紧针头，取出注射器，检查注射器针头有无弯曲、倒钩、生锈，抽吸活塞，检查针头有无堵塞。

（5）将针头置入安瓿内的药液中，斜面朝下，用手持活塞柄抽动活塞吸药，注意手不可触及活塞体部。药液抽吸干净。

（6）抽吸毕，再次核对后，将空安瓿或针头保护套套在针头上以免受污染，然后放在注射盘中稳妥处。

2. 自密封瓶内吸取药液法

（1）开启瓶盖并消毒：用启瓶器或小刀除去铝盖的中心部分，以 2% 碘酊、75% 乙醇，或 0.5% 的碘伏棉签由里往外消毒瓶塞顶部及周围，待干。

（2）吸药液：往瓶内注入与所需药液等体积的空气，目的是增加瓶内压力，便于抽吸药液。然后倒转药瓶，使针头在液面以下，吸取药液至所需量，再以示指固定针栓，拔出针头。

（3）吸药完毕：保护针头用原密封空药瓶或针头保护套保护针头，置于无菌盘内备用。

此外，在吸取不同剂型的药物时应注意：对结晶或粉剂，需按要求先用无菌生理盐水、注射用水或专用溶媒充分溶解，然后再吸取；混悬剂要摇匀后吸取；吸取油剂及混悬剂时，需选用相对较粗的针头。

（四）排尽空气

将针头垂直向上，轻拉活塞，使针头中的药液流入注射器内，并使气泡聚集在乳头口，稍推活塞，驱出气体。若注射器乳头偏向一侧，驱气时，应使注射器乳头朝上倾斜，使气泡集中于乳头根部，再驱出气体。

（五）保持无菌

排气毕，将安瓿或密封空药瓶套在针头上保护针头（也可套针头套），再次核对后置于治疗盘内，备用。

四、注意事项

1. 现用现抽。

2. 认真执行查对制度。除做好三查七对外，还须仔细检查药物有无变质，如颜色改变、溶液变混浊或出现沉淀等。安瓿、药瓶字迹不清或无标签的药物不能使用。

3. 严格执行无菌操作规程，防止污染。

4. 抽尽药液的安瓿或空药瓶不可立即丢弃，以备查对。

皮下注射法

皮下注射（hypodermic injection，H）是将少量药物注入到皮下组织的方法。

一、目的

1. 注入小剂量的药物，用于不宜或不能经口服给药，而需要较迅速发生药效时，如胰岛素注射。

2. 预防接种。

3. 局部麻醉用药。

二、操作前准备

1. 评估病人并解释

（1）评估：病人的病情、治疗情况、用药史、过敏史；病人的意识状态、肢体活动能力、对用药的认知及合作程度；注射部位的皮肤及皮下组织状况。

（2）解释：向病人及家属解释皮下注射的目的、方法、注意事项、配合要点、药物的作用及副作用。

2. 病人准备

（1）了解皮下注射的目的、方法、注意事项、配合要点、药物作用及其副作用。

（2）取舒适体位，暴露注射部位。

3. 环境准备：清洁、安静、光线适宜，必要时用屏风遮挡病人。

4. 护士准备：衣帽整洁，修剪指甲，洗手，戴口罩，戴手套。

5. 用物准备

（1）治疗车上层

① 注射盘：内有盛无菌持物镊的无菌容器、皮肤消毒液（2％的碘酊、75％乙醇，或0.5％碘伏）、无菌棉签、无菌纱布或棉球、砂轮、弯盘、启瓶器。

② 无菌盘、1～2ml注射器、5～6号针头、药液（按医嘱准备）。

③ 医嘱卡。

④ 一次性橡胶手套、手消毒液。

（2）治疗车下层：锐器盒、医用垃圾桶、生活垃圾桶。

三、情景病例

病人，女，32岁，诊断糖尿病。医嘱：饭前半小时皮下注射胰岛素12U。你在为病人注射前，首先应对病人进行哪些主要方面的评估？你计划如何对病人进行解释和健康教育？如果该病人为消瘦体质，你将如何为病人注射？

四、操作程序

1. 护士着装整洁、洗手、戴口罩帽子。

2. 按无菌操作要求进行环境准备。

3. 按医嘱准备药物，备齐药物和用物到病人床旁。

4. 核对病人，向病人解释操作目的及方法，取得病人合作。

5. 选择注射部位，用消毒液棉签消毒皮肤，待干。

6. 注射

（1）再次核对，并排尽注射器内空气。

（2）用左手绷紧注射部位皮肤，右手示指固定针栓，针头与皮肤呈 30°～40°，迅速将针梗的 1/2～2/3 刺入皮下（对于消瘦的病人，可捏起注射部位的皮肤，穿刺角度可适当减小）。

（3）固定针栓，用左手抽吸活塞，如无回血即可缓缓推注药液。

（4）注射毕，以棉签按压针刺处，快速拔针。

7. 再次核对，整理用物。

8. 整理病床单元，协助病人取舒适的卧位。

五、注意事项

1. 严格执行查对制度和无菌操作规程。

2. 对组织刺激性强的药物一般不做皮下注射。

3. 需要长期注射者要有计划的更换注射部位，以使药物充分吸收。

4. 针头刺入角度不宜超过 45°，以免刺入肌肉层。

5. 注入少于 1ml 的药液时，要用 1ml 注射器，以保证药物剂量准确无误。

肌内注射法

肌内注射法（intramuscular injection，IM）是将少量药液注入到肌肉组织的方法。

一、目的

1. 需迅速发挥药效和不能口服的药物给药。

2. 药量大或刺激性较强，不宜皮下注射的药物。

3. 不宜或不必静脉注射的药物。

二、操作前准备

1. 评估病人并解释

（1）评估：病人的病情、治疗情况、用药史、过敏史；病人的意识状态、肢体活动能力、对用药的认知及合作程度；注射部位的皮肤及肌肉组织状况。

（2）解释：向病人及家属解释肌内注射的目的、方法、注意事项、配合要点、药物作用及其副作用。

2. 病人准备

（1）了解肌内注射的目的、方法、注意事项、配合要点、药物作用及其副作用。

（2）取舒适体位，暴露注射部位。

3. 环境准备：清洁、安静、光线适宜，必要时用屏风遮挡病人。

4. 护士准备：衣帽整洁，修剪指甲，洗手，戴口罩，戴手套。

5. 用物准备

（1）治疗车上层

① 注射盘：内有盛无菌持物镊的无菌容器、皮肤消毒液（2%的碘酊、75%乙醇，或0.5%碘伏）、无菌棉签、无菌纱布或棉球、砂轮、弯盘、启瓶器。

② 无菌盘、2~5ml注射器、6~7号针头、药液（按医嘱准备）。

③ 医嘱卡。

④ 一次性橡胶手套、手消毒液。

（2）治疗车下层：锐器盒、医用垃圾桶、生活垃圾桶。

三、情景病例

病人，女，48岁，诊断肺结核。医嘱：链霉素0.5g肌内注射，每天2次。你将如何正确地选择注射部位？注射前如何对病人进行解释和健康教育？如果该病人为消瘦体质，你将如何为病人注射？为了防止药液外渗，减轻病人疼痛，你将计划选择哪种注射法最好？

四、操作程序

1. 护士着装整洁、洗手、戴口罩帽子。

2. 按无菌操作要求进行环境准备。

3. 按医嘱准备药物，核对药液（名称、剂量、给药方法、给药时间）。

4. 检查药液质量：有效期、色泽、有无混浊、沉淀、安瓿有无裂缝。

5. 抽吸药液（参见"抽吸药液"），注意无菌操作，药液抽吸干净。再次核对后，盖好保护帽备用。

6. 携用物至病人床前，查对床号、姓名，向病人解释操作目的及方法，取得病人合作。

7. 选择注射部位，协助病人取合适体位，使局部肌肉放松，减轻疼痛与不适，暴露注射部位，用消毒液棉签消毒皮肤，待干。

8. 排出注射器内空气。

9. 再次核对后，取一干棉签。以左手拇指和示指绷紧局部皮肤，右手以执笔式持注射器，中指或无名指固定针栓，用手臂带动腕部力量，将针头迅速垂直刺入，深度约为针梗的2/3（2.5~3cm），消瘦者和小儿应略浅。

10. 右手不动固定针头，左手抽动活塞，见无回血后匀速缓慢推注药液。

11. 注射毕，用无菌干棉签按压针刺处，迅速拔针并按压片刻。

12. 再次核对，帮助病人整好衣被，取舒适卧位。

13. 整理用物，洗手。

附　肌内注射常用体位和部位

1. 体位

（1）侧卧位（左侧或右侧卧位）：上腿伸直，放松，下腿稍弯曲。

（2）俯卧位：足尖相对，足跟分开，头偏向一侧。

（3）仰卧位：常用于危重病人及不能翻身病人，采用臀中肌、臀小肌注射法比较方便。

（4）坐位：为门诊病人接受注射时常用的体位，可供上臂三角肌和臀部肌内注射，臀部注射时病人要稍坐高些。

2. 部位：应选择肌肉丰厚，与大血管、神经距离相对较远的部位。以臀大肌最为常用，其次为臀中肌、臀小肌、股外侧肌及上臂三角肌。

3. 常用肌内注射定位方法

（1）臀大肌注射定位

① 十字定位法：自臀裂顶点向左或向右引一水平线，然后从髂嵴最高点作一垂直线，将一侧臀部划分为四个象限，其外上象限避开内角为注射部位。

② 联线法：取髂前上棘与尾骨联线的外上 1/3 处，为注射部位。

髂嵴最高点实际工作中是目测，对肾病综合征、妊高证、严重水肿、难目测者，可采用脊柱旁开 10cm 法（一横拳）。

（2）臀中肌、臀小肌注射定位

① 示指尖置于髂前上棘，中指尖置于髂嵴下缘，两指间构成一个三角区，此区域即为注射部位。

② 髂前上棘外侧三横指处，注意以病人自己手指的宽度为标准。

（3）股外侧肌注射定位：大腿中段外侧，髋关节下 10cm 至膝关节上 10cm。

（4）上臂三角肌注射定位：取上臂外侧，肩峰下 2～3 横指处。

五、注意事项

1. 严格执行查对制度和无菌操作规程。

2. 需要长期注射者要有计划的更换注射部位，以使药物充分吸收。

3. 掌握合适的进针深度，不可将针梗全部刺入。

4. 多次肌内注射后，局部出现硬结，可采用热水袋或热湿敷处理。

静脉注射法

静脉注射法（intravenous injection，IV）自静脉注入药物的方法。常用静脉有四肢浅静脉、小儿头皮静脉与股静脉。

一、四肢浅静脉注射法

（一）目的

使药物直接进入血液循环而迅速生效，临床上常用。

1. 注入药物，用于药物不宜口服、皮下注射、肌内注射或需迅速发挥药效时。

2. 药物因浓度高、刺激性大、量多而不宜采取其他注射方法。

3. 注入药物做某些诊断性检查。

4. 静脉营养治疗。

（二）操作前准备

1. 评估病人并解释

（1）评估：病人的病情、治疗情况、用药史、过敏史；病人的意识状态、肢体活动能力，对用药的认知及合作程度；穿刺部位的皮肤状况、静脉充盈度及管壁弹性。

（2）解释：向病人及家属解释静脉注射的目的、方法、注意事项、配合要点、药物的作用及副作用。

2. 病人准备

（1）了解静脉注射的目的、方法、注意事项、配合要点、药物作用及其副作用。

（2）取舒适体位，暴露注射部位。

3. 环境准备：清洁、安静、光线适宜，必要时用屏风遮挡病人。

4. 护士准备：衣帽整洁，修剪指甲，洗手，戴口罩，戴手套。

5. 用物准备

（1）治疗车上层

① 注射盘：内有无菌持物镊、皮肤消毒液（2％的碘酊、75％乙醇，或0.5％碘伏）、无菌棉签、无菌纱布或棉球、砂轮、弯盘、启瓶器、止血带、一次性垫巾、胶布。

② 无菌盘、注射器（规格视药量而定）、6～9号针头、药液（按医嘱准备）。

③ 医嘱卡。

④ 一次性橡胶手套、无菌手套（股静脉注射使用）、手消毒液。

（2）治疗车下层：锐器盒、医用垃圾桶、生活垃圾桶。

（三）情景病例

病人，女，16岁，因低血糖而突然出现晕厥。医嘱：立即静脉注射50％葡萄糖20ml。你在准备给病人经静脉注射时，为了防止药液外渗造成组织的坏死，你计划如何做？如果该病人是位全身水肿或肥胖的病人，你将如何快速选择血管？

（四）操作程序

1. 洗手、戴口罩，备好药液。

2. 携用物至病人床前查对床号、姓名，解释操作目的及方法。

3. 协助病人取舒适体位，选择合适的静脉，在注射部位下放小枕垫。

4. 常规消毒局部皮肤，在穿刺部位上方 6cm 处扎止血带，嘱病人握拳，使静脉充盈，再次消毒，待干。

5. 再次排出注射器内空气，备干棉签，左手绷紧静脉下方的皮肤，使静脉固定，右手持注射器，示指固定针栓，针尖斜面向上，针头与皮肤呈 20°，由静脉上方或侧方刺入皮下，再沿静脉走向潜行刺入，见回血表明针头已进入静脉，再沿静脉推进少许。

6. 松止血带，松拳。一手固定针头，另一手缓缓推注药物，注射完毕用干棉签轻压穿刺点处并迅速拔针，按压 2~3 分钟至不出血。

7. 合理安置病人，整理用物和床单位。

（五）注意事项

1. 执行查对制度和无菌操作规程。

2. 注射过程中密切观察并评估病人对药物的反应，控制药物注入的速度。（硫酸镁、洋地黄类强心药物，注射速度要慢且均匀）。

3. 注射过程中病人诉说疼痛或见局部隆起，回抽不见回血，则表明针头已滑出血管或穿透血管壁，应拔出针头，更换部位，更换针头，重新穿刺。

二、小儿头皮静脉注射法

常选用的头皮静脉有额上静脉、颞浅静脉、眶上静脉、耳后静脉、枕后静脉。

（一）目的

用于小儿静脉输液，小儿头皮静脉分支多，互相沟通，交错成网，且表浅易见，不宜滑动，便于固定。

（二）用物及设备

同密闭式周围静脉输液法，选择合适规格的输液器，另备 $4\sim5\frac{1}{2}$ 头皮针 1 枚，5ml 注射器和备皮用物。

（三）操作程序

1. 根据需要，剃去注射部位毛发。

2. 用 75% 乙醇消毒液消毒皮肤，待干。

3. 一手拇指绷紧静脉远心端皮肤，使静脉固定，另一手持头皮针小柄，沿静脉向心方向，针头与皮肤呈 15°~20°，在静脉上方刺入皮下，再沿静脉走行方向潜行刺入，见回血后推进药物少许，无异常后，胶布固定针头，缓缓推注药液。

4. 注射毕，拔出针头，按压穿刺点片刻以防止出血。

5. 整理用物。

（四）注意事项

1. 同一般静脉穿刺的注意事项。

2. 注药过程注意约束患儿，防止抓拽注射部位。

3. 注意观察有无药液外溢，尤其是刺激性药物，如外溢会导致局部组织坏死或损伤，因此可先推进少量生理盐水，无异常后再换上药液继续注射。

4. 去甲肾上腺素、钙剂等强刺激性药物不宜采用头皮静脉注射。

三、股静脉注射法

（一）目的

抢救危重病人时紧急穿刺；注入药物或置管加压输血输液。

（二）准备

1. 用物准备：上述静脉注射用物、另加药物、沙袋。

2. 病人准备：病人取仰卧位，下肢伸直略外展外旋，臀下垫沙袋以充分暴露注射局部（小儿需用尿布覆盖外阴，以防其排尿污染注射部位。）

（三）操作程序

1. 常规消毒注射部位及术者左手示指及拇指。

2. 在腹股沟中 1/3 与内 1/3 交接处，用左手示指触及股动脉搏动最明显处并加以固定；右手持注射器，在股动脉内侧 0.5cm 处垂直刺入，抽动活塞见暗红色回血，即提示已进入股静脉，固定针头，注入药物。

3. 注射完毕，拔出针头，局部用无菌纱布加压止血 3~5 分钟，然后用胶布固定，继续观察有无出血，如无异常，协助病人取舒适卧位，整理用物。

（四）注意事项

1. 同一般静脉注射。

2. 观察局部有无血肿（压迫止血不当或时间不够，或反复穿刺）。

3. 有出血倾向的病人不宜采用此方法注射。

青霉素皮内试验法

临床上使用某些药物时，常可引起不同程度的过敏反应，有的甚至发生过敏性休克。为了合理使用药物，充分发挥药效，阻止过敏反应的发生，在使用某些药物（如青霉素）前，除须详细询问用药史、过敏史、家族史外，还须做药物过敏试验。在做过敏试验的过程中，要准确配制药液，严格掌握操作方法，认真观察反应，正确判断结果，并做好急救准备。在使用青霉素前实施，以防止病人发生过敏反应。

一、目的

通过青霉素过敏试验，确定病人对青霉素是否过敏，以作为临床应用青霉素治疗的依据。

二、操作前准备

1. 评估病人并解释

（1）评估

① 病人的用药史、过敏史及家族过敏史，如有青霉素过敏史者应停止该项试验，有其他药物过敏史或变态反应疾病史者应慎用；

② 病情、治疗情况、用药情况，如曾使用青霉素，停药 3 天后再次使用，或在使用过程中改用不同生产批号的制剂时，需重做过敏试验；

③ 心理状态和意识状态；

④ 对青霉素过敏试验的认识程度及合作态度。

（2）向病人及家属解释过敏试验的目的、方法、注意事项及配合要点。

2. 病人准备

（1）病人了解过敏试验的目的、方法、注意事项及配合要点。

（2）病人空腹时不宜进行皮试，因个别病人于空腹时注射用药，会发生眩晕、恶心等反应与过敏反应相混淆。

3. 环境准备：注射环境安静、整洁、光线适宜。

4. 护士准备：衣帽整洁，修剪指甲，洗手，戴口罩。

5. 用物准备

（1）注射盘、1ml 注射器、2～5ml 注射器、4～5 号针头、6～7 号针头、青霉素药液（青霉素 G 80 万 U/瓶）、生理盐水。

（2）抢救用物与用品：0.1% 盐酸肾上腺素，急救小车（备常用抢救药物），氧气，吸痰器等。

三、情景病例

病人，男，14 岁，发热伴胸痛、咳嗽 2 天入院，入院诊断大叶肺炎。医嘱：青霉素 800 万 U 加入 10% 葡萄糖 500ml 静脉点滴。你在给病人用药前，首先需要对病人进行哪些方面的评估？如果需要做皮肤过敏试验，你还需要准备什么？皮肤试验前及试验后，你需要对病人做哪些解释？如何对病人进行健康指导？

四、操作程序

1. 准备

（1）护士准备：着装整洁，洗手，戴口罩。

（2）环境准备：按无菌操作要求进行。

（3）用物准备：备齐药物及用物。

（4）病人准备：核对病人，并向其解释操作目的及方法，以取得病人合作。询问过敏史、家族史，无青霉素过敏史者方可做皮内试验。

2. 配置皮内试验液

（1）核对、检查青霉素及无菌生理盐水的名称、质量、有效期。

（2）开启青霉素与生理盐水瓶铝盖中心部分，消毒瓶塞。在生理盐水瓶上注明开瓶时间以及"青霉素用"字样。

（3）取 5ml 注射器，抽取 4ml 生理盐水，注入青霉素瓶内，则每毫升含青霉素 20 万 U。

（4）用 1ml 注射器，抽取上述液体 0.2ml，加生理盐水稀释至 1ml，混匀，则每毫升含青霉素 4 万 U。

（5）弃去 0.9ml，留 0.1ml，加生理盐水稀释至 1ml，混匀，则每毫升含青霉素 4000U。

（6）弃去 0.9ml，留 0.1ml，加生理盐水稀释至 1ml，混匀，即成为每毫升含青霉素 400U 的青霉素皮试液。

（7）将写有"青霉素"字样的胶布贴于 1ml 注射器空筒的根部，将针头保护帽套上，备用。

3. 皮内试验

（1）核对，检查，排气，解释操作目的及方法。

（2）询问过敏史。

（3）选择前臂中段内侧为注射部位。

（4）用 75％的乙醇消毒注射皮肤（若病人乙醇过敏，则用生理盐水清洁皮肤），再次核对。

（5）左手绷紧前臂内侧皮肤，右手以平执式持针，针头斜面向上与皮肤呈 5°刺入。

（6）待针头斜面全部刺入表皮与真皮之间后，即放平注射器，左手拇指固定针栓，右手推注药物 0.1ml，使局部形成一皮丘，随即拔出针头。使隆起的皮肤呈半圆状，皮肤变白，并显露毛孔。

（7）记录注射时间，嘱病人不要离开，20 分钟后观察结果。

（8）整理用物，协助病人取舒适的卧位。

（9）观察病人反应，并记录结果。

五、注意事项

1. 为病人做皮试前，要详细询问用药史、过敏史和家族史。

2. 要备好抢救准备物品，如氧气、肾上腺素及激素等抢救设施和药物。

3. 配置试验液的溶酶要专用。

4. 皮试液应现用现配。青霉素水溶液极不稳定，放置后除了因其效价降低外，还可以分解产生各种致敏物质，有研究显示皮试液配制后超过 3 个小时容易出现阳性结果。

5. 判断试验结果时要防止出现假阳性或假阴性。

6. 停药 3 天以上，或改换批号，必须重新做过敏试验，阴性后方可应用。

7. 让病人了解注射目的，懂得皮试观察时间不可随意离开，不可抓挠或揉按注射局部，若有异常不适可随时告知医护人员。

第十一单元
静脉输液与输血法

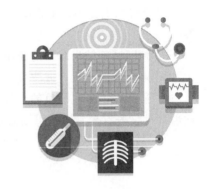

周围静脉输液法

　　静脉输液是利用液体静压的作用原理，将一定量的无菌溶液或药物直接滴入静脉的方法，又称补液法，可用以补充血容量，维持水分、电解质及酸碱平衡，维持血压，并可输入药液治疗疾病。静脉输液法在抢救和治疗病人方面起着非常重要的作用。

一、目的

　　1. 补充水分和电解质，维持酸碱平衡。常用于各种原因引起的失水，如剧烈呕吐、腹泻、肠造瘘、创面渗液过多、广泛软组织挤压伤或挫裂伤、高热大量出汗等病人。

　　2. 增加血容量，维持血压及微循环灌注量。常用于大面积烧伤渗出、大出血等病人。

　　3. 补充营养，维持热量。常用于各种不能进食的病人，如胃肠大手术后、肠梗阻、消化道大出血等。

　　4. 输入药物，治疗疾病。如输入抗生素控制感染，输入脱水剂降低颅内压等。

二、用物及设备

　　1. 治疗车上层：注射盘用物 1 套（消毒液、消毒棉签、砂轮、开瓶器、弯盘等），液体及药物（按医嘱准备），输液器 2 套（其中一套备用），另备加药用注射器及针头、止血带、无菌输液贴或胶布、静脉小垫枕、一次性治疗巾、瓶套、输液贴、输液卡、输液记录单，手消毒液。

　　2. 治疗车下层：锐器收集盒、生活垃圾桶、医用垃圾桶。

　　3. 其他：输液架，必要时备小夹板、棉垫及绷带、输液泵。

三、操作程序

（一）输液

将无菌输液器插入原装密闭输液瓶（或袋）中进行输液的方法，其操作简便，污染机会少，广泛用于临床。

1. 着装整齐，洗手，戴口罩，携用物到达病人床旁，向清醒病人解释以取得配合，调节输液架高度，嘱病人排便。

2. 检查瓶口有无松动、破裂现象，认真核对药名、浓度、剂量和有效期，检查药液的质量，将输液瓶上下摇动，对光检查药液有无浑浊、沉淀、絮状物等。去除输液瓶铝盖中心部分，套上网袋，消毒瓶塞，按医嘱加入药物。将填好的输液贴倒贴于输液瓶上。

3. 检查输液器（有效期、包装完整性），剪开，取出并旋紧头皮针，将输液器针头插入瓶塞直至针头根部，将输液瓶挂于输液架上（右手持瓶倒置，左手倒置滴管，茂菲滴管中液面达到滴管的 1/2～2/3 满时迅速转正），使液平面缓慢下降，直至排尽导管和针头内的空气，对光进行三段式检查，把头皮针部放于输液器包装袋中备用，再次核对。

4. 备胶布，将静脉小垫枕置于穿刺肢体下，铺治疗巾，选择粗、直、弹性好并避开关节的静脉，常规消毒穿刺部位皮肤，扎止血带（在穿刺点上方 6～8cm 处），嘱病人握拳，使静脉充盈，再次消毒待干，同时排尽空气、再次核对，穿刺（左手拇指绷紧静脉下端皮肤，右手持针柄，针头斜面向上，与皮肤呈 15°～30°，自静脉上方或侧方刺入皮下，再沿静脉走行方向滑行刺入静脉，见回血后再平行送入少许）成功后，左手固定针柄，右手松止血带并打开调节器，嘱病人缓慢松拳，观察液体滴入通畅、病人无不适后用输液敷贴或胶布妥善固定，再次进行核对。

5. 调节滴速。整理用物。协助病人取舒适卧位。洗手，记录。

6. 在输液过程中，应加强巡视，耐心听取病人的主诉，严密观察注射部位皮肤有无肿胀、针头有无脱出、阻塞或移位、针头和输液器衔接是否紧密、输液管有无扭曲受压、输液滴数是否适宜以及输液瓶内剩余溶液量等，及时记录在输液单或护理记录单上。

（二）更换输液瓶

对于持续输液的病人，液体输尽前应及时更换输液瓶，以防空气进入血管导致空气栓塞。严格查对后，常规消毒输液瓶的瓶塞和瓶颈，从第一瓶液体内拔出输液器针头并迅速插入第二瓶内，调好滴速，再次查对。更换时应严格无菌操作。

（三）拔针

轻揭输液敷贴或胶布，用无菌干棉签或无菌敷贴轻压穿刺处，反折头皮针管，迅速拔针。局部按压至无出血，整理病人及用物。洗手，做好记录。

四、注意事项

1. 严格执行"三查七对"制度，防止差错事故发生。

2. 严格执行无菌操作，预防并发症。保证穿刺点及周围皮肤的无菌状态，防止感染。输液器及药液应保持无菌，连续输液超过 24 小时应更换输液器。

3. 预防空气栓塞。输液时必须排尽输液管内空气，确保滴管下端输液管内无气泡；旋紧头皮针与输液器的接口；液体输尽前及时更换输液瓶或拔针。

4. 注意观察输液情况。液体滴入是否通畅，针头有无滑脱，注射局部有无肿胀或疼痛，病人有无输液反应等。每次观察巡视后，应做好记录。

5. 调节滴速：根据病人的病情、年龄、药物性质调节滴速，一般成人 40～60 滴/分，儿童 20～40 滴/分，对年老体弱的病人、婴幼儿、有心肺肾疾患的病人输入速度宜慢；严重脱水，心肺功能良好者输液速度可适当加快，当输入高渗液体、含钾药物、升压药物等要适当减慢输液速度。

6. 拔针后按压的力度、位置及时间注意适度准确，防止皮下出血。

静脉留置针输液法

静脉留置针，又称套管针，是头皮针的换代产品。近年来，在临床上广泛应用。特点是：操作简单，套管柔软在静脉内留置时间长而不易穿破血管壁，减少了病人由于反复穿刺而造成的痛苦，保护了血管，有利于临床用药和紧急抢救，减少了护士工作量。

一、目的

静脉留置针输液法适用于需长期静脉输液、静脉穿刺较困难的病人。

1. 保护静脉，减少因反复穿刺而造成的血管损伤和病人的痛苦。

2. 保持静脉通道通畅，利于抢救和治疗。

二、用物及设备

1. 静脉输液用物 1 套。

2. 静脉留置针 2 套（1 套备用）：由针头部与肝素帽、敷贴三部分组成。

3. 封管液：无菌生理盐水或稀释肝素溶液。

三、操作程序

（一）带肝素帽留置针穿刺术

1. 同密闭式头皮针输液法检查、核对药液并插好输液器，排尽空气。

2. 检查留置针型号、生产日期及包装袋完整性，打开留置针和敷贴。

3. 将输液器上的针头插入静脉留置针的肝素帽内，排尽头皮式套管针内的空气,将留置针放回留置针盒内。

4. 协助病人取舒适卧位,选择粗直、有弹性且清晰的血管,便于穿刺置管。对能下地活动者避免在下肢留置。常规消毒穿刺部位的皮肤,消毒直径大于5cm。

5. 在穿刺点上方8～10cm处扎止血带,再次消毒皮肤,待干。二次核对病人及药液。

6. 去除针套,旋松外套管,调整针头斜面,再次排气。嘱病人握拳,绷紧皮肤,固定静脉,右手持留置针针翼,针尖向上。在血管上方使针头与皮肤呈15°～30°角进针,见回血后,降低穿刺角度,顺静脉方向将穿刺针推进0.2cm。

7. 左手持Y接口,右手后撤针芯约0.5cm,持针座将外套管全部送入静脉内,撤出针芯放于锐器收集盒中。

8. 松止血带,打开调节器,嘱病人松拳。

9. 用无菌透明膜密闭式固定外套管,透明膜上记录留置日期和时间,再用胶布固定插入肝素帽内的输液器针头及输液管。

10. 根据病人的年龄、病情及药物的性质调节滴速,再次查对。

11. 协助病人取舒适卧位,清理用物。

12. 输液完毕,向静脉帽及套管针内注入2～5ml肝素稀释液或5～10ml无菌生理盐水,确保正压封管。

13. 再次输液时,常规消毒静脉帽胶塞,将静脉输液针头插入静脉帽内完成输液。

14. 停止输液拔管时,小心揭开胶布及无菌透明敷贴,用无菌干棉签轻压穿刺点处,迅速拔出套管针,局部按压至无出血。

15. 整理病人及用物、洗手、记录。

(二)不带肝素帽留置针穿刺术

1. 按静脉输液法准备输液器,静脉留置针及其他用物,携至床旁,打开肝素帽、敷贴外包装备用。

2. 按密闭式静脉输液法操作至穿刺前二次核对环节。

3. 取出静脉留置针,去除针套,检查静脉导管和针头各部位。右手捏紧留置针的回血室部,左手旋紧套于导管外的导管中枢部,切忌导管上移,使导管头端超越针头。

4. 右手取静脉留置针,使针尖斜面向上,并与皮肤呈15°～30°进行静脉穿刺,当回血室内见第一次回血后压低角度,顺静脉方向再继续进针0.2cm。

5. 撤针芯,同时推导管约0.5cm。松开止血带,用左手示指、中指紧压留置针近心端的静脉,以阻止血流,右手取肝素帽迅速插入导管内,用透明敷贴固定。

6. 常规消毒肝素帽橡胶塞部,将已备好的静脉输液器针头(排尽管内气体)插入肝素帽内。固定留置针,调节滴速,进行持续输液。

7. 如需暂停输液，可撤下输液器，用 2～5ml 肝素稀释液或 5～10ml 无菌生理盐水进行正压封管。

8. 再次输液时，常规消毒静脉帽胶塞，再将静脉输液针头插入静脉帽内即可。

9. 停止输液时，揭开透明敷贴，用无菌干棉签轻压穿刺点，迅速拔出套管针，按压直至无出血。

四、注意事项

1. 同周围静脉输液法注意事项。

2. 每次输液前后均应检查置管局部静脉有无红、肿、热、痛及硬化等问题。询问病人有无不适，如有异常及时拔除导管，处理局部。留置针一般可保留 3～5 天，不超过 7 天。

3. 交代病人尽量避免置管肢体下垂，以防回血阻塞针头。

PICC 术

经外周中心静脉置管（Peripherally Inserted Central Catheter，PICC）是经外周静脉（贵要静脉、头静脉、肘正中静脉等）穿刺置管，导管末端固定于上腔静脉或锁骨下静脉的一种导管。为病人提供中到长期（7 天～1 年）的输液治疗。

一、目的

适用于：需要给予化疗药物等刺激性溶液的病人；需要给予静脉营养液等高渗溶液的病人；需要中长期静脉输液治疗的病人；外周静脉条件差且需用药的病人。

二、用物及设备

1. 一次性无菌 PICC 导管包：内含可撕裂套管针，导管（含导丝），连接器，思乐扣，洞巾，治疗巾，10ml 注射器，皮肤消毒剂及保护剂，肝素帽或正压接头，皮尺，透明敷贴，纱布，止血钳，镊子，剪刀，棉球，治疗盘，弯盘，无菌手套，止血带，抗过敏无菌胶布等。

2. 视需要准备：2％利多卡因，1ml 注射器，20ml 注射器，弹力或自粘绷带。

3. 静脉输液用物一套。

三、情景病例

情景 1：一癌症病人，需要静脉间断给予化疗药物治疗。按医嘱要求，5 周为一周期（前 2 周用药，后 3 周休息），连续化疗 4～6 个周期为一疗程。一个疗程后有 2～3 月的休息，若病情需要再进入下一疗程的化疗。作为一名护士，你认为此病人应该选择哪种静脉用药方法？是周围静脉输液法，中心静脉输液法，还是 PICC 法？为什么？你将如何向病人及其家属提出你的建议并做出合理解释？

情景 2：我院 ICU 收治一男病人，年龄 72 岁。因十二指肠溃疡大出血入院，行急症胃大部切除术。病人体质较差，术后身体虚弱，需要增强体质、加强营养，并需应用抗生素预防感染。如果你是责任护士，你认为应该建议此病人采用哪种方法加强营养和预防感染？

四、操作程序

（一）穿刺前准备

1. 操作者的准备：熟练掌握穿刺流程；较强的无菌观念；明确 PICC 的适应证；了解解剖结构；评估病人；具有良好的心理素质。

2. 穿刺场所的准备：适合无菌操作。

3. 病人的准备

① 心理护理：做好心理护理，获得病人的配合，防止紧张使血管收缩，增加置管障碍；

② 签署置管协议：既尊重病人的知情权、选择权，也增强了护士的自我保护意识；

③ 穿刺部位的准备：清洗穿刺部位的皮肤，必要时剔除体毛；

④ 配合检查：及时进行必要的血液指标检查。

4. 穿刺点的选择：过低易致血管损伤，过高易致神经损伤，最佳穿刺点肘窝下两横指。

5. PICC 导管的选择原则：在输液流速允许的情况下，应选择最小、最细腔的导管。

（二）穿刺过程

1. 摆放体位：穿刺侧上肢外展与躯干呈 90°。（有严重呼吸困难不能平卧的病人，可取半卧位）

2. 测量导管预置长度（因尖端位置不同而异）及臂围。

（1）上腔静脉测量法：从预穿刺点沿静脉走向量至右胸锁关节再向下至第三肋间隙。

（2）锁骨下静脉测量法：将上述长度减去 2cm。

在肘窝上 9cm 处测双臂臂围并记录。

3. 局部麻醉：尊重病人的要求，在所选血管皮肤表面覆表面麻醉剂，在穿刺点进行局部麻醉剂注射，以减轻穿刺时的疼痛。

4. 建立无菌区：戴手套，穿无菌衣，皮肤消毒 3 遍（消毒范围上下直径 20cm，两侧至臂缘，每次消毒方向需与上次相反）待干，更换手套，铺治疗巾、孔巾，建立穿刺无菌操作面。

5. 用生理盐水预冲导管，检查导管是否通畅，润滑亲水性导丝。

6. 穿刺（导管经套管穿刺法）：由助手协助系止血带，左手绷紧皮肤，右手以

15°～30°角进针，见回血后立即放低穿刺针，再推进少许，以保持导引套管的尖端也处于静脉内，嘱助手松止血带后，送外套管，同时抽出导针。

7. 置管撤鞘：置入 PICC 导管余 10～15cm 之后退出外套管，劈开套管并从置入的 PICC 导管上剥下。

8. 抽出导丝。

9. 修剪导管长度：确认置入长度后，保留体外导管 5cm，用锋利的无菌剪刀与导管成直角，小心地剪断导管，注意勿剪出斜面与毛碴。

10. 安装连接器：将减压套筒安装到导管上，再将导管与连接器相连，并确认导管推至根部，但不可出皱褶。

11. 确定回血和封管：用生理盐水注射器抽吸回血，确定是否通畅，连接肝素帽或正压接头，再用生理盐水行脉冲式冲管或正压封管。

12. 固定包扎：采用胶带、固定锁、缝合等方法固定。

（三）穿刺后处理

1. 导管尖端定位：采用透视、X 线拍片、CT 等方法，使导管放射显影，再根据定位结果，调整导管。

2. 观察记录：观察穿刺点有无出血；液体滴入是否通畅；病人有无心慌等不适；记录导管名称、型号、置入长度、体外位置、穿刺者姓名、穿刺日期等。

3. 健康指导：指导病人正确活动患肢；避免屏气动作及剧烈咳嗽。

五、注意事项

1. 置管后注意观察穿刺点是否出血，若出血量较多，应加压包扎止血，出血停止后换药，贴上 14cm×12cm 透明敷贴。

2. 置管后常规 24 小时内换药 1 次，然后隔日换药 1 次。每周更换肝素帽 1 次。保持局部干燥，若穿刺点敷料潮湿立即换药。

3. 嘱病人进行适当的功能锻炼；避免置管侧上肢过度外展、旋转及屈肘运动；勿提重物；应尽量避免物品及躯体压迫置管侧肢体；穿衣服时，应先穿置管侧上肢衣服，脱衣服时，先脱没有置管侧上肢衣服。

静脉输血法

静脉输血是将全血或成分血通过静脉输入体内的方法，是急救和治疗的一项重要措施。正常成人的血容量应占体重的 8％。一般情况下，失血不超过人体总血容量的 10％时，对健康无明显影响，机体可以通过一系列调节机制，使血容量短期内得以恢复；失血 20％时对人体影响不明显，可能出现各种缺氧表现；失血超过 30％时可危及生命，导致血压下降，脏器供血不足，特别是脑细胞供血不足出现功能降低甚至昏迷，必须立即输血。

一、目的

1. 补充血容量：增加心排量，提升血压，促进血液循环。常用于急性大出血、休克病人。

2. 纠正贫血：常用于因血液系统疾病而引起的严重贫血，以及某些慢性消耗性疾病的病人，增加血浆蛋白及携带氧的能力，改善全身状况。

3. 输入血小板和各种凝血因子：改善凝血功能，有助于止血。常用于凝血机制障碍的病人。

4. 输入抗体、补体：增强机体免疫力，提高抗感染的能力，用于严重感染的病人。

5. 增加蛋白质：改善营养状态，维持血浆胶体渗透压，减少组织渗出和水肿，保证有效循环血量。常用于低蛋白血症以及大出血、大手术的病人。

6. 排除有害物质：用于一氧化碳、苯酚等化学物质中毒，血红蛋白失去运氧能力或者不能释放氧气供组织利用时，通过换血疗法可以把不能释放氧气的红细胞换出，改善组织器官的缺氧状况。

二、用物及设备

1. 间接输血：除备静脉输液用物外，另备血液、血交叉配合检验单、生理盐水、一次性输血器（滴管内有滤网，9 号静脉穿刺针）2 套。

2. 直接输血：同静脉注射，另备 50ml 注射器及粗针头数个（根据输血量决定）。

三、操作程序

（一）输血前的准备

1. 备血：医生填写输血申请单，护士抽取血标本 2ml，送血库做血型鉴定和交叉配血试验。

2. 取血：根据医嘱，护士凭取血单到血库取血，必须与血库人员共同按"三查""八对"要求认真核对。"三查"：查血的有效期、血的质量、输血装置是否完好。同时检查血液质量，如有血浆颜色变红或混浊有泡沫，红细胞呈玫瑰色，白细胞与血浆界限不清等都证明有溶血现象，不能使用。"八对"：姓名、床号、住院号、血型、交叉配血试验结果、血袋号、血液种类及剂量。

3. 取血后：血液取回后，勿剧烈振荡，以免红细胞破坏引起溶血；在室温下放置 15～20 分钟后再输入。不可加温，防止血浆蛋白凝固引起不良反应。避免放置时间过长，造成污染。

4. 输血前核对：输血前，需与另一名护士再次核对，确认无误并检查血液无凝块后方可输血。

（二）输血

1. 间接输血法

（1）洗手、戴口罩、备齐用物，按密闭式输液法先输入少量生理盐水。

（2）仔细核对化验单及储血袋上的瓶签，确属无误后，将血液以旋转动作轻轻摇匀，常规消毒储血袋上的乳胶管，将生理盐水瓶内的双针头拔出，平托插入储血袋乳胶管上，慢慢将储血袋倒挂于输液架上。有"V"型管装置的只要夹住生理盐水瓶下端的调节器，放松储血袋下端的调节器即可。

（3）开始输入速度宜慢，观察 15 分钟左右，如无不良反应，根据病情及年龄调节滴速。

（4）嘱病人注意事项，将呼叫器放于病人易取处，离开病房。

（5）待血液即将输完时，再滴入少量生理盐水，力求把输血器内的血液全部输完再拔针。

（6）整理床单位，整理用物，做好输血记录。保留储血袋及输血器，以备出现输血反应时查找原因。

2. 直接输血法

（1）备齐用物携至病人处，向供血者及病人做好解释工作。

（2）供血者和病人分别取仰卧位，并露出一侧上臂。

（3）在备好的注射器内加入一定量的抗凝剂（一般 50ml 血中需加入 3.8％枸橼酸钠溶液 5ml）。

（4）从供血者静脉抽出血液后，立即为病人行静脉注射输入血液。操作时需要三人合作，一人抽血，一人传递，另一人输血，如此连续进行。更换注射器时，不需拔出针头，仅用手指压迫静脉远端即可减少出血。

（5）输血结束，拔出针头，用无菌纱布覆盖穿刺处并压迫至不出血，然后固定纱布。

3. 自体输血法：自体输血是指采集病人体内血液或手术中收集自体失血，经过洗涤、加工，在术后或需要时再输回给病人本人的方法，即回输自体血。自体输血有以下 3 种形式。

（1）回收式自体输血：适用于腹腔或胸腔内出血（如脾破裂、异位妊娠破裂等）、估计出血量在 1000ml 以上的大手术、体外循环等病人。自体输血是指用血液回收装置，将病人体腔积血、手术失血及术后引流血液进行回收、抗凝、洗涤等处理，再回输给病人。血液已被细菌或癌细胞污染者、凝血因子缺乏者、合并心功能不全、心力衰竭、阻塞性肺部疾患、肝肾功能不全或原有贫血者均不能采用此法。自体输血量应控制在 3500ml 以内。

（2）稀释式自体输血：于手术日手术开始前采集病人血液，并同时自静脉输入等量的晶体或胶体溶液，使病人的血容量保持不变，并降低了血中的红细胞压积，使血液处于稀释状态，可以减少术中红细胞的损失。所采集的血液在术中或术后输给病人。

（3）贮存式自体输血：术前采集病人全血或血液成分并加以贮存，需要时再回输给病人，一般于手术前 3～5 周开始，每周或隔周采血一次，直至手术前 3 天为止，以利机体应对因采血引起的失血，使血浆蛋白恢复正常水平。

四、注意事项

1. 取血、输血的过程中，严格执行查对制度，输血时严格无菌制度。

2. 静脉输血开始时速度宜慢，观察 15 分钟后如无反应，可根据情况调节滴数，一般成人 40～60 滴/分，儿童酌减，婴幼儿 10～20 滴/分。大出血休克时尽快补充血容量，可加压、快速输血。

3. 输血前后及两袋血之间，需要滴注少量生理盐水，以防发生不良反应。

4. 血液内不可随意加入其他药物，如钙剂、酸性或碱性药品、高渗或低渗溶液，以防血液发生凝集或溶解。

5. 输血过程中，一定要加强巡视，密切观察。观察有无输血反应的征象，并询问病人有无任何不适反应。一旦出现输血反应，应立刻停止输血，并按输血反应进行处理。

6. 加压输血时，护士须在床旁守护，输血完毕及时拔针，避免发生空气栓塞反应。

输液泵的应用

输液泵是通过机械或电子的输液控制装置，作用于输液导管达到控制输液速度的目的。

一、目的

用于需要严格控制输入液量、药量及输注速度的情况，如使用升压药物及抗心律失常药物、静脉麻醉、婴幼儿输液等，达到安全输液的目的。

二、用物及设备

1. 静脉输液用物 1 套。
2. 输液泵、电源。

三、操作程序

1. 检查输液泵性能正常，将输液泵携带至病人床旁。
2. 接通电源，打开电源开关。
3. 调节输液架高度，悬挂液体，按常规排出输液管内空气。

4. 打开泵门，将输液管放置在输液泵的管道槽内，关闭泵门。

5. 在输液泵面板上设定输液量和每分钟滴数（或每小时毫升数）。

6. 按周围静脉输液法常规穿刺静脉后，按"开始/停止"键，确定液体滴入通畅，病人无不适后，启动输液。

7. 当输液量接近预先设定的"输液量限制"时，"输液量显示"键闪烁，有报警，提示输液结束。

8. 输液结束时，再次按压"开始/停止"键，停止输液。

9. 按压"开关"键，关闭输液泵，打开泵门，取出输液管。

说明：输液泵种类很多，其主要组成和功能大致相同。以上步骤是以 ZBN-XB. 1000 为例介绍的。

第十二单元

常用抢救技术

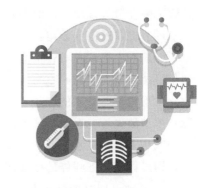

基础生命支持技术

基础生命支持技术，又称为现场急救，是心肺脑复苏中的初始急救技术。主要针对任何原因所致的心搏骤停和呼吸停止的急症病人加以施救。

一、目的

通过实施基础生命支持技术，建立病人的循环、呼吸功能，保证重要脏器的血液供应，尽快恢复心跳、呼吸，促进脑功能的恢复。

二、用物及设备

1. 治疗盘内放血压计、听诊器。
2. 必要时备一木板、脚踏凳。

三、情景病例

病人，男，62岁，诊断心肌梗塞，入院三天，因病情突然变化而出现呼吸心跳停止，作为当班护士，操作过程中你应注意什么？应立即采取哪些抢救措施？

四、操作程序

1. 判断心搏、呼吸停止

（1）突然面色死灰、意识丧失：轻摇或轻拍并大声呼叫，观察是否有反应，如确无反应，说明病人意识丧失。

（2）大动脉搏动消失：触摸动脉搏动一般不少于5～10秒，确认摸不到颈动脉或股动脉搏动，即可确定心搏停止。

（3）呼吸停止：在保持气道开放的情况下，通过听有无呼气声或用面颊部靠近病人的口鼻部感觉有无气体逸出，脸转向病人观察胸腹部有无起伏。

（4）瞳孔散大：循环完全停止后超过1分钟才会出现瞳孔散大，且有些病人可始终无瞳孔散大现象，同时药物对瞳孔的改变也有一定影响。

（5）皮肤苍白或紫绀：一般以口唇和指甲等末梢处最明显。

（6）心尖搏动及心音消失：听诊无心音，心电图表现为心室颤动或心室停顿，偶尔呈缓慢而无效的心室自主节律。

出现较早而可靠的临床征象是意识的突然丧失伴以大动脉（如颈动脉和股动脉）搏动消失，有这两个征象的存在，心脏骤停的诊断即可成立。一般主张仅以一手拍喊病人以断定意识是否存在，同时扪诊其颈动脉了解有无搏动，若两者均消失，即可肯定心脏骤停的诊断而应立即实施心肺脑复苏处理。

2. 呼救，同时做好病人准备

在不延缓实施基础心肺脑复苏术的同时，设法（呼喊或通过他人或应用现代通讯设备）通知急症救护系统。因仅做基础心肺脑复苏术而不进一步给予高级复苏术，其效果是很有限的。

3. 胸外心脏按压术

（1）操作者站在或跪于病人一侧，确保按压力垂直作用于病人胸骨。

（2）确定按压部位：按压部位为胸骨中、下 1/3 交界处，定位方式有以下两种。

① 两乳头连线中点；

② 剑突上两横指（定位：用靠近病人足侧的手的示指和中指沿病人肋骨下缘上移至胸骨下切迹处，另一手示指、中指并拢齐胸骨下切迹置于胸骨上，手指的指向与胸骨垂直）。

（3）抢救者将定位手掌根放于病人胸骨上，另一手搭在定位手的手背上，双手重叠，十指交叉相扣，定位手的五个手指翘起。

（4）双肘关节伸直，借肩、臂和上半身体重力垂直向下用力按压，使胸骨下陷 5～6cm，而后迅速放松，反复进行。儿童、婴儿至少胸部前后径的 1/3，儿童大约 5cm，婴儿大约 4cm。按压频率为每分钟 100～120 次。

4. 开放气道

（1）对疑有气道异物者，应先清除口腔、气道内分泌物或异物，有义齿者取下义齿，以免影响人工呼吸效果或将异物等吹入气道深处。异物取出方法：先将病人头部侧向一边，一手固定舌前端使其勿向后倾，后以另一手的示指或中指缠上纱布或手帕深入其口中，将异物取出；若异物梗在喉部无法取出，则在腹部剑突下、肚脐上用手向上、下推挤数次，再用手将异物取出。

（2）手法开放气道

① 仰头抬颈法：抢救者一手抬起病人颈部，另一手以小鱼际侧下按病人前额，使其头后仰，颈部抬起，注意头、颈部损伤病人禁用。

② 仰头抬颏法：抢救者一手置于病人前额，手掌向后下方施力，使其头部后

仰，另一手手指放在靠近颏部的下颌骨下方，将颏部向前抬起，拉开颈部，注意手指不要压向颏下软组织深处，以免阻塞气道。

③ 双下颌上提法：抢救者将其肘部放在病人头部两侧，用双手同时将左右下颌角托起，使头后仰，同时将下颌骨前移。适用于怀疑有颈部损伤病人。

5. 人工呼吸

（1）口对口人工呼吸

① 抢救者以保持病人头后仰的拇指和示指捏住病人鼻孔，防止吹气时气体从鼻孔逸出。

② 深吸一口气，屏气，双唇包绕病人口部形成一个封闭腔，用力吹气，使胸廓扩张，肺泡被动膨胀。首次吹气以连吹两口为宜。

③ 吹毕，松开捏鼻孔的手，抢救者头稍抬起，侧转换气，用眼睛余光观察病人胸部是否缓缓升起。

（2）口对鼻人工呼吸

① 用仰头抬颏法保持气道通畅，同时用举颏的手将病人口唇闭合，防止吹气时气体由口唇部逸出。

② 深吸气后，双唇包住病人鼻部同上法吹气，吹气时间要长，用劲要大，以克服鼻腔阻力。

（3）口对口鼻人工呼吸：抢救者双唇包住病人口鼻吹气，吹气时间要短，用劲要小，以防吹气过猛过大。适用于婴幼儿。

五、注意事项

1. 病人应仰卧于硬板床上或地上，睡在软床上的病人，应在其肩下垫一心脏按压板，去枕，头后仰，保证病人重要脏器血液供应。

2. 胸外心脏按压部位要准确，过高可伤及大血管，过低可伤及腹腔脏器或引起胃内容物反流，偏离胸骨则可能引起肋骨骨折。

3. 按压应根据年龄和胸部弹性施加按压力量。过轻达不到效果，过重易造成损伤。其并发症主要为肋骨骨折引起血胸、心、肺或气管损伤，偶有肝脾破裂。

4. 放松时抢救者手掌跟部不能离开按压部位，以免造成错位，同时可避免再下压时对胸骨"拍击"。

5. 进行人工呼吸前，先清除口腔、气道内分泌物或异物，以免影响人工呼吸效果，或将污物等吹入气道深处。

6. 人工呼吸频率：每 5～6 秒 1 次呼吸（每分钟 10～12 次呼吸），按压与人工呼吸的比为 30：2。给予病人足够的通气，每次需使胸廓隆起。病人借助肺和胸廓的自行回缩将气体排出。每次吹气时间不超过 2 秒钟。有效指标为病人胸部起伏，且呼气时听到或感到有气体逸出。

7. 按压频率为 100～120 次/min，按压与放松时间之比为 1：1。

8. 抢救过程中要随时注意观察病人的自主呼吸及心跳是否恢复。

9. 操作中途换人时，应在按压及吹气间隙进行，抢救中断时间不得超过 5～7 秒。

洗胃术

洗胃术是将洗胃管由口腔或鼻腔插入胃内，反复灌入洗胃溶液，冲洗胃腔的方法。

一、目的

1. 解毒：清除胃内毒物或刺激物（有害物质），减少毒物的吸收，还可以利用不同灌洗液中和解毒，适用于急性服毒或食物中毒的病人，服毒后 4～6 小时内洗胃效果最佳。

2. 减轻胃黏膜水肿：可清除幽门梗塞病人胃内潴留物，减轻上腹胀满、不适、恶心、呕吐等症状，从而消除或减轻胃黏膜水肿与炎症，解除病人痛苦。

3. 为手术或检查做准备，如胃肠道手术前。

二、用物及设备

1. 漏斗胃管洗胃术：治疗盘 1 个、防水布 1 块、治疗巾 1 块、无菌棉签 1 包、弯盘 1 个、水温计 1 只、量杯 1 个、石蜡油 1 瓶、胶布 2 条、洗胃液适量、无菌手套 1 副、无菌洗胃包（内有漏斗洗胃管、镊子、纱布）1 套、水桶（分别盛洗胃液、污水）2 个、必要时备治疗碗（内置无菌压舌板、开口期、牙垫、舌钳）。

2. 电动吸引器洗胃术：电动吸引器 1 台、胃管 1 根、调节夹或止血钳 1 把、输液器 1 套、输液架 1 个、输液瓶 1 个、Y 型三通关 1 个、其他同漏斗胃管洗胃术。

3. 全自动洗胃机洗胃术：全自动洗胃机 1 台、胃管 1 根、其他同漏斗洗胃管洗胃术。

三、情景病例

病人，女，23 岁，因口服农药中毒半小时而急诊入院，查体：浅昏迷状态、口吐白沫、大汗、双侧瞳孔缩小，双肺布满湿啰音，肌束震颤，考虑有机磷农药中毒。此时，作为当班护士，应当立即做好哪些抢救准备？应选择哪些洗胃液？在洗胃过程中应注意什么？

四、操作程序

1. 装备

（1）护士准备

① 着装整洁，洗手，戴口罩。

② 了解病人病情,确定中毒物质名称、种类、服用量、浓度、服用时间、中毒途径、病人被发现时的情况、是否留下药瓶及药袋等;来院前的处理措施;是否曾经呕吐及有无洗胃禁忌;同时观察全身情况、呕吐物气味等。如遇病情危重者,应首先进行维持呼吸、循环的抢救,然后再洗胃。

③ 了解病人生命体征、意识、心理状态等,以判断病人的合作理解程度。

④ 自我保护措施:为避免职业性健康损害的发生,必须建立和使用有效的防护措施。研究认为,洗胃时应戴乳胶手套、16 层纱布口罩才能有效的保护呼吸道免受损伤。

(2) 用物准备

① 用物应严格消毒灭菌或选择一次性无菌用物。

② 一般成人使用 16 号或 18 号胃管,小儿使用 8 号或 10 号胃管。漏斗胃管洗胃术备漏斗洗胃管。

③ 根据毒物性质和种类选择配置洗胃溶液,量 10000～20000ml,温度 25～38℃。毒物性质不明时,用温开水或等渗盐水洗胃。

④ 按需将用物准备齐全,携至病人床旁。

(3) 病人准备:了解洗胃的目的、方法、注意事项及配合要点;取舒适体位。

(4) 环境准备:病人室内环境整洁、安静;病人床单位周围要宽阔,便于操作。

2. 选择合适体位:根据病情,协助病人采取合适体位,中毒较重者,取左侧卧位,因左侧卧位可减轻胃排空,延缓毒物进入十二指肠的速度;昏迷者、婴幼儿取平卧位,头偏向一侧。

3. 洗胃

(1) 漏斗洗胃管洗胃术

① 围好防水布及治疗巾,弯盘放于口角旁,污物桶置座位前或床旁。

② 用压舌板、开口器撑开病人口腔,置牙垫于上、下磨牙之间,昏迷病人如有舌后坠,可用舌钳将舌拉出。或使用急救口腔支架至病人口中,以方便操作。

③ 戴无菌手套。

④ 石蜡油润滑胃管前端,一般润滑插入长度的 1/3,插入长度为前额发际至剑突的距离,由口腔插入 55～60cm,证实胃管在胃内,胶布固定。

⑤ 置漏斗低于胃部水平位置,挤压橡胶球,利用挤压球所形成的负压,抽尽胃内容物,必要时,留取胃内容物送检。

⑥ 举漏斗高过头部 30～50cm,将洗胃液缓缓倒入漏斗内 300～500ml,当漏斗内尚余少量溶液时,速将漏斗降低至胃部位置以下,利用虹吸作用将胃内液体引出,如引流不畅可挤压橡胶球吸引。

⑦ 如此反复换洗直至洗出液澄清无味为止。

（2）电动吸引器吸胃术

① 接通电源，打开开关，检查吸引器性能是否良好，管道是否通畅。

② 将输液管与 Y 型管主管相连，洗胃管末端及吸引器液瓶的引流管分别与 Y 型管两分支相连，夹紧输液管，检查各连接处是否漏气，并将洗胃液倒入输液瓶内，挂输液架上。

③ 戴无菌手套，润滑胃管前端，插管，证实胃管在胃内后固定。

④ 开动吸引器，吸出胃内容物，必要时送检。

⑤ 关闭吸引器，夹紧液瓶上的引流管，开放输液管，使用液流入胃内 300～500ml。

⑥ 夹紧输液管，开放液瓶上的引流管，开动吸引器，吸出灌入的液体。

⑦ 如此反复灌洗直至洗出液澄清无味为止。

（3）全自动洗胃机洗胃术

① 接通电源，检查全自动洗胃机性能良好。

② 戴无菌手套，润滑胃管前端，插管，证实胃管在胃内后固定。

③ 将配好的洗胃液倒入水桶内，将 3 根橡胶管分别与机器的药管（进液管）、胃管、污水管（出液管）相连，药管的另一端始终放入洗胃液桶内洗胃液液面下，污水管的另一端放入空水桶内，胃管的另一端与插入胃内的胃管相连接，调节药量流速。

④ 按手吸键吸出胃内容物，必要时将吸出物送检；再按自动键，机器即开始对胃内自动冲洗。冲洗时冲灯亮，吸引时吸灯亮。

⑤ 若发现有胃内容物堵塞管道，水流减慢，不流或发生故障时，可交替按手冲和手吸键重复冲洗数次，直到管路通畅，再按手吸键将胃内残留液体吸出后，按自动键，恢复自动洗胃，直至流出的洗出液澄清无味为止。管路通畅后，必须先吸出胃内残留液，再按自动键，否则，会使灌入量过多，造成胃潴留。

⑥ 如此反复灌洗直至洗出液澄清无味为止。

4. 整理与记录

（1）拔管时应反折胃管，迅速拔出，防止胃管内液体误入气管。

（2）协助病人漱口、洗脸，必要时更衣。

（3）整理床单位，协助病人取舒适位，病人卧床休息。

（4）整理用物，清洗消毒后备用。

（5）护士洗手或消毒手，预防交叉感染。

（6）记录洗胃液名称、量，洗出液的颜色、气味、性质、量以及病人的反应。

五、注意事项

1. 插管动作应轻柔，严格操作规程，尽量避免医源性损伤。

2. 每一次灌入量以 300～500ml 为宜。液量过多易致胃扩张，胃内压增高，促使胃内容物进入十二指肠，加速毒物的吸收；同时，过多也可以引起液体反流，导致咳嗽、误吸或窒息；液量过少则洗胃液无法与胃内容物充分混合，不利于彻底洗胃。

3. 洗胃液温度不可过高，以免使胃黏膜血管扩张，促进毒物吸收；温度过低可刺激胃肠蠕动，促进毒物向远端移动，不利于毒物的排出。

4. 洗胃时，应注意保持灌入量和洗出量基本相等，避免急性胃潴留的发生。

5. 电动吸引器洗胃时，负压吸引不宜超过 100mmHg，以免损伤胃黏膜。

6. 全自动洗胃机使用后，应将药管、胃管和污水管同时放入清水中，按清洗键清洗各管道，清洗完毕，将各管同时取出，待机器内水完全排尽后，按停机键关机，以免各管道被污物堵塞或腐蚀。

人工呼吸器的使用

人工呼吸器是进行人工呼吸最有效的方法之一，可通过人工或机械装置，辅助或取代病人自主呼吸，达到增强或改善呼吸功能目的的一种治疗措施或方法。特别是机械通气的合理应用，能纠正缺氧和二氧化碳潴留，不但能挽救病人生命，而且能为原发病治疗赢得时间，是急诊医学发展中不可缺少的治疗手段和措施。

简易呼吸器是最简单的借助器械加压的人工呼吸装置，在未行气管插管建立紧急人工气道的情况及辅助呼吸机突然出现故障时使用。

一、目的

1. 维持和增加机体通气量。

2. 纠正威胁生命的低氧血症。

二、用物及设备

简易人工呼吸器：由呼吸囊、呼吸活瓣、面罩及衔接管组成，必要时备吸氧装置。

三、情景病例

病人，女，43 岁，因电击伤出现心搏、呼吸骤停而入院，作为出诊护士立即进行的抢救措施是什么？如果使用简易呼吸器辅助呼吸，操作过程中应注意什么？

四、简易人工呼吸器操作程序

1. 护士衣帽整洁、修剪指甲、洗手、戴口罩。

2. 核对，携用物到病人床旁，核对病人床号、姓名、腕带。

3. 协助病人取适当体位，病人仰卧、去枕头后仰，解开领扣、领带及腰带等束缚物，清除病人上呼吸道的分泌物或呕吐物。

4. 抢救者站于病人头颈处，托起病人下颌，将面罩紧扣病人鼻部以免发生漏气。

5. 规律挤压呼吸囊，一次挤压可有 500～1000ml 空气进入肺内，挤压频率为 16～20 次/分，使气体通过吸气活瓣进入病人肺部，放松时肺部气体随呼气活瓣排出。若有自主呼吸，应与之同步，即病人吸气初顺势挤压呼吸囊，达到一定潮气量便完全松开气囊，让病人自行完成呼气动作。

6. 记录，用物处理。

五、注意事项

1. 掌握使用呼吸器的适用证与禁忌证。

2. 向病人或家属介绍呼吸器使用的目的、方法、必要性，解除恐惧、焦虑心理。

3. 密切观察病情，及时做好抢救和记录。

第十三单元

标本采集

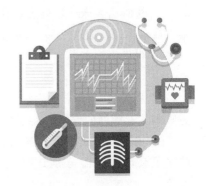

标本采集是指根据检验项目的要求采集病人的血液、体液（如胸腔积液、腹水）、排泄物（如尿、粪）、分泌物（如痰、鼻咽部分泌物）、呕吐物和脱落细胞（如食管、阴道）等标本，通过物理、化学或生物学的实验室检查技术和方法进行检验，作为疾病的判断、治疗、预防以及药物监测、健康状况评估等的重要依据。

痰液标本的采集

一、目的

1. 常规痰标本：检查痰液中的细菌、虫卵或癌细胞等。

2. 痰培养标本：检查痰液中的致病菌，为选择抗生素提供依据。

3. 24 小时痰标本：检查 24 小时痰液的量及性状，协助诊断或做浓集结核杆菌检查。

二、用物及设备

除检验申请单、标签或条形码、医用手套、手消毒液、生活垃圾桶、医用垃圾桶外，根据检验目的不同，需另备：

1. 常规痰标本：痰盒。

2. 痰培养标本：无菌痰盒、漱口溶液（朵贝液、冷开水）。

3. 24 小时痰标本：广口大容量痰盒、防腐剂（如苯酚）。

4. 无力咳痰者或不合作者：一次性集痰器、吸痰用物（吸引器、吸痰管）、一次性手套。收集痰培养标本需备无菌用物。

三、操作程序

1. 核对医嘱、检验申请单、标签（或条形码）及标本容器，无误后贴检验申请单标签（或条形码）于容器外壁上。

2. 核对病人床号、姓名、住院号及腕带；核对检验申请单、标本容器以及标签（或条形码）是否一致。向病人及其家属解释留取痰液的方法和目的。

3. 收集痰标本

（1）常规痰标本

① 病人能自行留取痰液：请病人清晨醒来未进食前先漱口，数次深呼吸后用力咳出气管深处的痰液，盛于痰盒内，盖好痰盒。

② 无力咳痰或不合作病人：协助病人取适当卧位，由下向上叩击病人背部，戴好手套，集痰器分别连接吸引器和吸痰管，按吸痰法将痰液吸入集痰器内，加盖。

（2）痰培养标本

① 自然咳痰法：请病人清晨起床后未进食前先用朵贝液再用冷开水洗漱、清洁口腔和牙齿；数次深呼吸后用力咳出气管深处的痰液于无菌集痰器内，盖好瓶盖，痰量不得少于1ml。

② 无力咳痰或不合作病人：协助病人取适当卧位，由下向上叩击病人背部，戴好无菌手套，无菌集痰器分别连接吸引器和无菌吸痰管，按吸痰法将痰吸入无菌集痰器内，加盖。

③ 小儿取痰法：用压舌板向后压舌，将无菌拭子探入咽部，小儿因压舌板刺激引起咳嗽，喷出的肺或气管分泌物粘在拭子上即可。

（3）24 小时痰标本：在广口集痰器内加少量清水，请病人留取痰液。从清晨醒来（7am）未进食前漱口后第一口痰开始留取，次日晨（7am）未进食前漱口后第一口痰作为结束，将 24 小时的全部痰液吐入集痰器内。

4. 根据病人需要给予漱口或口腔护理。

5. 洗手。

6. 观察。

7. 记录。

8. 送检。

四、注意事项

1. 收集痰液时间宜选择在清晨，此时痰量较多，痰内细菌较多，可提高阳性率。

2. 不可将唾液、漱口水、鼻涕混入痰标本中。

3. 如查癌细胞，应用 10％甲醛溶液或 95％乙醇溶液固定痰液后立即送检。

4. 做 24 小时痰量和分层检查时，应嘱病人将痰吐在广口瓶内，加少许防腐剂防腐。

5. 留取痰培养标本时，应用朵贝液及冷开水漱口，尽量排除口腔内的大量杂菌。

咽拭子培养

一、目的

从咽部两侧扁桃体采集分泌物做细菌培养或病毒分离。

二、用物及设备

1. 治疗车上层：无菌咽拭子培养管、酒精灯、火柴、压舌板、无菌生理盐水、手电筒、检验申请单、标签或条形码、手消毒液。

2. 治疗车下层：生活垃圾桶、医用垃圾桶。

三、操作程序

1. 核对医嘱、检验申请单、标签（或条形码）及无菌咽拭子培养试管，无误后贴检验申请单标签（或条形码）于无菌咽拭子培养试管外壁上。

2. 核对病人床号、姓名、住院号及腕带；核对检验申请单、无菌咽拭子培养试管以及标签（或条形码）是否一致。向病人及其家属解释留取标本的方法和目的。

3. 点燃酒精灯，按无菌操作要求从培养试管中取出无菌长棉签，并用无菌生理盐水蘸湿，让病人张口发"啊"音，以显露咽喉部，迅速擦拭两侧腭弓及咽、扁桃体上分泌物。

4. 取毕，将试管口在酒精灯火焰上消毒，然后将棉签插入试管中，盖紧塞子。

5. 洗手。

6. 记录。

7. 送检。

四、注意事项

1. 最好在应用抗生素之前采集标本。

2. 避免交叉感染。

3. 做真菌培养时，须在口腔溃疡面上采集分泌物，避免接触正常组织。先用一个拭子揩去溃疡或创面浅表分泌物，第二个拭子采集溃疡边缘或底部分泌物。

4. 注意无菌长棉签不要触及其他部位，防止污染标本，影响检验结果。

5. 避免在进食后 2 小时内留取标本，以防呕吐。

血液标本采集

血液在体内，通过循环系统与全身各个组织器官密切联系，进行物质交换，并且参与各种活动，对维持机体新陈代谢、功能调节和维持内外环境的稳定状态起着至关重要的作用。在病理情况下，机体的各种疾病，不仅仅是血液系统疾病，都会引起血液的变化。血液检查是判断机体状况及各种功能异常变化的最重要指标之一。是临床最常用的检验项目。临床收集的血标本分三类：

1. 全血标本：指的是抗凝血标本，主要用于临床血液学检查，例如血细胞计数和分类、形态学检查等。

2. 血浆标本：抗凝血经离心所得上清液称为血浆，血浆内含有凝血因子 I，适合于内分泌激素、血栓和止血检测等。

3. 血清标本：不加抗凝剂的血，经离心所得上清液，血清内不含凝血因子 I，适合临床化学和免疫学的检测，如测定肝功能、血清酶、脂类、电解质等。

4. 血培养标本：查找血液中的病原体。

一、毛细血管采血法

一般血常规检验用毛细血管采血法，这种采血法由检验人员执行，血清生化及细菌培养等检验因需要较多量的血液，一般由护理人员协助采血。目前不少生化项目检验已采用微量测定法，故也可采用毛细血管采血法采标本。

一般从手指取血，成人可选择左手无名指，婴幼儿可从拇指或足跟处采血。特殊病人，如烧伤病人，可选择皮肤完整处采血。

二、静脉血标本采集法

（一）目的

协助临床诊断疾病，为临床治疗提供依据。

（二）用物及设备

1. 治疗车上层：注射盘、检验申请单、标签或条形码、棉签、消毒液、止血带、一次性垫巾、胶布、弯盘、手消毒液、一次性密闭式双向采血针及真空采血管（如非真空采血则准备一次性注射器及标本容器，按需要准备酒精灯、火柴）。

2. 治疗车下层：生活垃圾桶、医用垃圾桶、锐器盒。

（三）操作程序

1. 核对医嘱、检验申请单、标签（或条形码）及标本容器（或真空采血管），无误后贴检验申请单标签（或条形码）于标本容器（或真空采血管）外壁上。

2. 核对病人床号、姓名、住院号及腕带；核对检验申请单、标本容器（或真空采血管）以及标签（或条形码）是否一致。向病人及其家属解释留取标本的方法和目的。

3. 选择合适静脉，在穿刺部位下垫一次性垫巾。

4. 常规消毒皮肤，在穿刺点上方约 6cm 处系止血带，病人握拳。

5. 二次核对。

6. 采血。

（1）真空采血器采血

① 取下真空采血针护针帽，手持采血针，按静脉注射法行静脉穿刺。

② 见回血，固定针柄，将采血针另一端刺入真空管，采血至需要量。

③ 采血毕，松止血带，迅速拔出针头，按压局部1～2分钟。

（2）一次性注射器采血

① 持一次性注射器或头皮针，按静脉注射法行静脉穿刺，见回血后抽取所需血量。

② 抽血毕，松止血带，嘱病人松拳，迅速拔出针头，按压局部1～2分钟。

③ 将血液注入标本容器。

7. 操作后处理。

（1）取下一次性垫巾，整理床单位。

（2）再次核对检验申请单、病人、标本。

（3）指导病人。

（4）用物处置，洗手、记录。

（5）标本送检。

（四）注意事项

1. 若需要禁食抽血检验，应该提前告知病人。

2. 系好的止血带尾端应远离穿刺点，避免穿刺点被污染。

3. 穿刺抽血过程严格无菌操作。

4. 拔出针头按压穿刺点时注意按压部位和时间，避免出现皮下血肿。

5. 抽血清标本须用干燥注射器、针头和干燥试管。

6. 采全血标本时，需注意抗凝，血液注入容器后，立即轻轻旋转摇动试管8～10次，使血液和抗凝剂混匀，避免血液凝固，从而影响检查结果。

7. 采集血培养标本时，应先注入厌氧瓶，尽量减少接触空气的时间。

8. 若同时需抽取不同种类的血标本，应先注入血培养瓶，再注入抗凝管，最后注入干燥试管，动作应迅速准确。使用真空采血器采血时，应按照血培养—无添加剂管—凝血管—枸橼酸钠管—肝素管—EDTA管—草酸盐—氟化钠管顺序注入血标本。

9. 严禁在输液、输血的针头或输液管处取血标本，最好在对侧肢体采集。

10. 标本采集后应及时送检。

三、动脉采血法

（一）目的

1. 常用于做血液气体分析。

2. 判断病人氧合及酸碱平衡情况。

3. 做乳酸和丙酮酸测定等。

（二）用物

同静脉穿刺法，另加肝素抗凝剂、软木塞或橡胶塞、小沙袋等。

（三）部位

多选用桡动脉、肱动脉、股动脉。

（四）操作程序

1. 核对医嘱、检验申请单、标签（或条形码）及标本容器（动脉血气针或一次性注射器），无误后贴检验申请单标签（或条形码）于标本容器外壁上。

2. 核对病人床号、姓名、住院号及腕带；核对检验申请单、标本容器及标签（或条形码）是否一致。向病人及其家属解释留取标本的方法和目的。

3. 协助病人取舒适体位，选择合适动脉，将一次性垫巾置于穿刺部位下，取无菌纱布放于一次性垫巾上，打开橡胶塞（一次性注射器采血时用）。

4. 常规消毒皮肤，直径至少 8cm，戴无菌手套或消毒术者左手示指和中指。

5. 二次核对。

6. 采血。

（1）动脉血气针采血

① 将针栓推到底部，拉到预设位置，除去护针帽，定位动脉，采血器与皮肤呈 45°～90°进针，采血针进入动脉后血液自然涌入动脉采血器，空气迅速经过孔石排出。

② 血液液面达到预设位置，孔石遇湿封闭。拔出动脉采血器，用无菌纱布按压穿刺部位 5～10 分钟，将采血器针头垂直插入橡皮针塞中（配套的）。

③ 按照医院规定丢弃针头和针塞，如有需要排除气泡，螺旋拧上安全针座帽。

④ 立即送检，如超过 15 分钟，需冰浴。

（2）一次性注射器采血

① 用左手示指和中指触及动脉搏动最明显处并固定动脉于两指间，右手持注射器在两指间垂直刺入或与动脉走向呈 45°刺入，见鲜红血液涌出，即用右手固定穿刺针，左手抽取需要的血量。

② 采血毕，迅速拔出针头，局部用无菌纱布加压止血 5～10 分钟。

③ 针头拔出后立即刺入软木塞或橡胶塞中，隔绝空气，并轻轻搓动注射器使血液与肝素混匀。

7. 操作后处理。

（1）取下一次性垫巾，协助病人取舒适卧位。

（2）再次核对检验申请单、病人、标本。

（3）清理用物，交代注意事项。

（4）洗手、记录。

（5）及时送检。

（五）注意事项

1. 严格无菌操作。

2. 防止气体逸散。采集血气分析样本，抽血时注射器内不能有空泡，抽出后立即封闭针头，隔绝空气。做二氧化碳结合力测定时，盛血标本的容器应加塞盖紧，避免血液与空气接触过久，影响检验结果。

3. 拔针后，局部用无菌纱布或沙袋加压止血，以免形成血肿。

尿标本采集

尿液是血液的终末代谢产物。尿液的组成和性状可反映机体的代谢状况，不仅与泌尿系统疾病直接相关，而且受机体各系统功能状态的影响。尿标本分为常规标本、培养标本、24 小时或 12 小时标本三种。

一、目的

用于检查尿液的色泽、透明度、比重、蛋白、糖、细胞和管型等。

二、用物及设备

检验申请单、标签或条形码、手消毒液、生活垃圾、医用垃圾桶，除此之外，根据检验目的不同，另备：

1. 尿常规标本：一次性尿常规容器。

2. 12 小时或 24 小时尿标本：集尿瓶（3000～5000ml）、防腐剂。

3. 尿培养标本：无菌标本容器、无菌手套、无菌棉球、消毒液、便器或尿壶、屏风、肥皂水或 1∶5000 高锰酸钾水溶液、无菌生理盐水、必要时备导尿包或一次性注射器及无菌棉签。

三、操作程序

1. 核对医嘱、检验申请单、标签（或条形码）及标本容器，无误后贴检验申请单标签（或条形码）于标本容器外壁上。

2. 核对病人床号、姓名、住院号及腕带；核对检验申请单、标本容器及标签（或条形码）是否一致。向病人及其家属解释留取标本的方法和目的。

3. 收集尿液标本。

（1）尿常规标本

① 能自理的病人：给予标本容器，嘱其将晨起第一次尿 30～50ml 留于容器内。

② 行动不便的病人：协助在床上使用便盆或尿壶，收取足量尿液于标本容器中。

③ 留置导尿的病人：于集尿袋下方引流孔处打开橡胶塞收集尿液。

（2）12 小时或 24 小时尿标本

① 将检验申请单标签或条形码贴于集尿瓶上，注明留取尿液的起止时间。

② 留取 12 小时尿标本，嘱病人于 7pm 排空膀胱后开始留取尿液至次日晨 7am 留取最后一次尿液；留取 24 小时尿标本，嘱病人于 7am 排空膀胱后，开始留取尿液，至次日晨 7am 留取最后一次尿液。

③ 嘱病人先将尿液排入尿壶或便器内，再收集到集尿瓶内，最后测总量，记录于检验单上。

（3）尿培养标本

① 导尿术留取：具体操作参照女病人导尿术。

② 中段尿留取：先协助病人用肥皂水或 1：5000 高锰酸钾溶液清洗外阴，再用消毒液冲洗尿道口，无菌生理盐水冲去消毒液，嘱病人排去前段尿，收集 5～10ml 尿液盛于带盖的无菌容器内送检。

4. 操作后处理。

（1）洗手。

（2）再次核对医嘱和标本。

（3）处理用物。

四、注意事项

1. 女病人月经期不宜留取尿标本。

2. 注意用屏风遮挡、保护病人。

3. 做早孕诊断试验应留取晨尿。

4. 会阴部分泌物过多时，应先清洁或冲洗，再收集尿液。

5. 及时送检，以免影响检验结果。

粪便标本采集

正常粪便是由已消化和未消化的食物残渣、消化道分泌物、大量细菌和水分组成。临床上通过粪便检查来判断消化道情况（有无炎症、出血和寄生虫感染）和消化功能情况。

一、目的

临床分四种，见表 13-1。

表 13-1　不同粪便标本采集目的

种　类	目　的
粪便常规标本	检查粪便颜色、性状、有无脓血、细胞、寄生虫卵等
粪便培养标本	做细菌培养，检查致病菌
隐血标本	检查粪便内肉眼不能察见的微量血液
寄生虫及虫卵标本	检查粪便中的寄生虫成虫、幼虫及虫卵并计数。

二、用物及设备

除检查申请单、标签或条形码、手套、手消毒液、生活垃圾桶、医用垃圾桶外，根据检验目的的不同，另备：

1. 常规标本：检便盒（内附棉签或检便匙）、清洁便盆。
2. 培养标本：无菌培养容器、无菌棉签、消毒便盆。
3. 隐血标本：检便盒（内附棉签或检便匙）、清洁便盆。
4. 寄生虫及虫卵标本：检便盒（内附棉签或检便匙）、透明塑料薄膜或软黏透明纸拭子或透明胶带或载玻片、清洁便盆。

三、操作程序

1. 核对医嘱、检验申请单、标签（或条形码）及标本容器，无误后贴检验申请单标签（或条形码）于标本容器外壁上。

2. 核对病人床号、姓名、住院号及腕带；核对检验申请单、标本容器及标签（或条形码）是否一致。向病人及其家属解释留取标本的方法和目的。

3. 收集粪便标本。

（1）粪便常规标本：用检便匙取 5g 中央部分或黏液脓血部分大便（似蚕豆大小），放入检便盒中送验。

（2）粪便培养标本：用无菌棉签采取中央部分或黏液脓血部分大便 2～5g 于无菌培养试管。也可用长拭子蘸无菌等渗盐水，由肛门插入直肠 6～7cm 处，顺一个方向轻轻转动，取出粪便少许，放入无菌培养试管中，盖好送验。

（3）隐血标本：同粪便常规标本。嘱病人在检查前三天内禁食肉类、肝类、血类、叶绿素类饮食及含铁剂药物，避免出现假阳性。

（4）寄生虫及虫卵标本：

1）检查寄生虫卵的粪便标本：应从粪便几个不同的部分采集 5～10g。如查血吸虫卵，则应采集带血及黏液部分送验；查蛲虫卵，应在 23：00 左右，病人感觉肛门周围发痒时，用无菌棉签蘸生理盐水，自肛门周围皱襞处拭取，然后插入试管内，塞好管口送验。

2）检查阿米巴原虫的粪便标本：收集标本前，应先将便器加温后再排便，便后连同便盆立即送验（因阿米巴原虫排出体外后因温度突然改变失去活力，不易查到）。

3）查寄生虫体：病人服驱虫药后，应将大便排于清洁便盆中留取全份粪便，检查蛔虫、钩虫、蛲虫的数目。如驱绦虫，应嘱病人勿用手纸去拉已排出肛门外的虫体，以免拉断虫头不能排出。如第一次大便未见虫头，应告诉病人再留第二次大便送验，只有头节排出才表示驱虫成功。

4）孵化血吸虫毛蚴的标本：留取粪便 50g（鸭蛋大小），必要时留取 24 小时大便，要及时送验。

4. 操作后处理。

（1）用物按常规消毒处理。

（2）洗手、记录。

四、注意事项

1. 盛粪便标本的容器必须有盖，有明显标记。

2. 不应留取尿壶或混有尿液的便盆中的粪便标本。粪便标本中也不可混入植物、泥土、污水等异物。不应从卫生纸或衣裤、纸尿裤等物品上留取标本，不能用棉签有棉絮端挑取标本。

3. 采集寄生虫标本时，如病人服用驱虫药或做血吸虫孵化检查，应取黏液、脓、血部分，如需孵化毛蚴应留取不少于 30g 的粪便，并尽快送检，必要时留取整份粪便送检。

4. 检查痢疾阿米巴滋养体时，在采集标本前几天，不应给病人服用钡剂、油质或含金属的泻剂，以免金属制剂影响阿米巴虫卵或胞囊的显露。同时应床边留取新排出的粪便。从脓血和稀软部分取材，并立即保温送实验室检查。

5. 采集培养标本，全部无菌操作并将标本收集于灭菌封口的容器内。若难以获得粪便或排便困难者及幼儿可采取直肠拭子法，即将拭子或无菌棉签前端用无菌甘油或生理盐水湿润，然后插入肛门 4~5cm（幼儿 2~3cm），轻轻在直肠内旋转，擦取直肠表面黏液后取出，盛于无菌试管中或保存液中送检。

第十四单元

医疗护理文件的书写

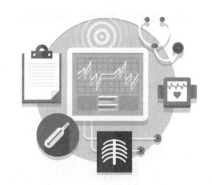

　　医疗与护理文件包括医疗文件和护理文件两部分，是医院和病人重要的档案资料，也是教学、科研、管理以及法律上的重要资料。医疗护理文件是诊断治疗护理的依据，是教学科研的重要资料，还是医院管理考核的重要信息和参考，同时又是医学统计的原始记录和法律的证明文件，具有非常重要的意义。医疗护理记录要求及时、准确、完整、简要、清晰。

体温单的记录及应用

　　体温单用于记录病人的生命体征及其他情况，内容包括出入院、手术、分娩、转科或死亡时间，体温、脉搏、呼吸、血压、大便、小便、出入量、血压、体重等，住院期间排在病历最前面，以便于查阅。

一、眉栏

　　1. 用蓝钢笔填写姓名、科别、病室、床号、住院号及日期、住院日数等项目。

　　2. 填写"日期"栏时，每页第一日应填写年、月、日，其余六天只写日。如在六天中遇到新的年度或月份开始，则应填写年、月、日或月、日。

　　3. "住院日数"从入院后第一天开始写，直至出院。

　　4. 用红钢笔填写"手术（分娩）后日数"，以手术（分娩）次日为第一日，依次填写至十四天为止。若在十四天内进行第二次手术，则将第一次手术日数作为分母，第二次手术日作为分子填写。

二、40~42℃横线之间

　　用红钢笔纵向在 40～42℃横线之间相应时间格内填写入院、转入、手术、分娩、出院、死亡时间，时间应使用 24 小时时间制，如"转入于二十点三十分"。转入时间由转入病室填写。（一字一格，就近填写）

三、体温、脉搏、呼吸曲线

1. 体温曲线的绘制

（1）体温符号：口温为蓝"●"，腋温为蓝"×"，肛温为蓝"○"。

（2）每小格为 0.2℃，按实际测量度数，用蓝笔绘制于体温单 35～42℃之间，相邻的温度用蓝线相连，相同两次体温间可不连接。

（3）体温不升时，于 35℃线以下相应的时间纵栏内，用红笔填写"不升"两字，不再与相邻温度相连。

（4）物理降温半小时后测量的体温以红"○"表示，划在物理降温前温度的同一纵格内，并用红虚线与降温前温度相连，下次测得的温度仍与降温前温度相连。

（5）体温若与上次温度差异较大或与病情不符时，应重复测试，无误者在原体温符号上方用蓝笔写上一小英文字母"v"（verified，核实）。

（6）需每小时测体温时，应记录在 q2h 体温专用单上。

2. 脉搏曲线的绘制

（1）脉搏符号：以红"●"表示，每小格为 4 次/分，相邻脉搏以红线相连，相同两次脉率和心率间可不连接。

（2）脉搏与体温重叠时，先画体温符号，再用红笔在外划"○"，表示为"⊙"。

（3）脉搏短绌时，心率以红"○"表示，相邻心率用红线相连，在脉搏与心率之间用红笔划线填满。

3. 呼吸曲线的绘制

呼吸符号：以蓝"●"表示，每小格 1 次/分，相邻的呼吸用蓝线相连，相同两次呼吸频率间可不连线。（临床上，多采用记数制，直接记录于底栏的"呼吸次数"栏）

四、底栏

底栏的内容包括血压、体重、尿量、大便次数、出入量、其他等。用蓝钢笔填写。数据以阿拉伯数字记录，免写计量单位。

1. 大便次数：每 24 小时记录一次，记前一日的大便次数，如未解大便记"0"，大便失禁以"※"表示，灌肠符号以"E"表示。例如，1/E 表示灌肠后大便一次；0/E 表示灌肠后无大便排出；1 1/E 表示自行排便一次，灌肠后又排便一次；4/2E 表示灌肠 2 次后排便 4 次。

2. 尿量：记前一日 24 小时的总量。

3. 出入量：记前一日 24 小时的出入总量，分子为出量、分母为入量。

4. 体重：以 kg 为单位填入。一般新入院应记录体重，住院病人每周应记录体重一次。

5. 血压：以 mmHg（kPa）为单位填入。新入院病人记录，根据病人病情及医嘱测量并记录。一日内连续测量血压，则上午写在前半格内，下午写在后半格内，术前血压写在前面，术后血压写在后面。

6. "其他"栏：作为机动，根据病情需要填写，如特别用药、腹围等。

7. 页码：用蓝钢笔逐页填写。

医嘱的处理

医嘱是医生根据病人病情的需要，拟定的书面嘱咐，由医护人员共同执行。医嘱单是医生直接开写医嘱所用，也是护士执行医嘱的依据。

一、医嘱的内容

医嘱的内容包括：日期、时间、床号、姓名、护理常规、护理级别、饮食、体位、药物（注明剂量、用法、时间等）、各种检查、治疗、术前准备和医生护士的签名。

二、医嘱的种类

1. 长期医嘱：有效时间在 24 小时以上的医嘱，当医生注明停止时间后医嘱失效。如一级护理、低盐饮食、硝酸异山梨酯 10mg po tid。

2. 临时医嘱：有效时间在 24 小时以内，应在短时间内执行，有的需立即执行（st），一般只执行一次，如阿托品 0.5mg H st；有的需在限定时间内执行，如会诊、手术、检查、X 线摄片及各项特殊检查等。另外，出院、转科、死亡等也列入临时医嘱。

3. 备用医嘱：根据病情需要分为长期备用医嘱和临时备用医嘱两种。

（1）长期备用医嘱：指有效时间在 24 小时以上，必要时用，由医生注明停止日期后方失效。如哌替啶 50mg im q6h prn。

（2）临时备用医嘱：仅在医生开写时医嘱起 12 小时内有效，必要时用，过期未执行则失效。如索米痛 0.5g po sos。需一日内连续用药数次者，也可按临时医嘱处理。如奎尼丁 0.2g q2h×5。

三、医嘱的处理

处理原则：先急后缓，先执行后抄写。

1. 长期医嘱处理：医生开写长期医嘱于长期医嘱单上，注明日期和时间，并签上全名。护士将长期医嘱栏内的医嘱分别转抄至各种执行单上（如服药单、注射单、治疗单、饮食单等），在执行时间栏内注明时间并签全名。

2. 临时医嘱处理：医生开写临时医嘱于临时医嘱单上，护士在执行后，必须写上执行时间并签全名。

3. 备用医嘱处理

（1）长期备用医嘱：由医生开写在长期医嘱单上，但须有执行时间，如哌替啶 50mg im q6h prn，护士每次执行后，在临时医嘱栏内记录执行时间并签全名，供下一班参考。

（2）临时备用医嘱：医生开写在临时医嘱单上，12 小时内有效。如地西泮 5mg po sos，过时未执行，则由护士用红笔在该项医嘱栏内写"未用"二字。

4. 停止医嘱处理：停止医嘱时，应把相应的治疗单、药卡、饮食单、注射单上的有关项目注销，并注明停止日期和时间，在执行者栏内签全名。

5. 重整医嘱处理：凡长期医嘱单超过 3 张，或医嘱调整项目较多时要重整医嘱。重整医嘱时，在原医嘱最后一行下面划一红横线，在红线下用红笔写"重整医嘱"，再将红线以上有效的长期医嘱，按原日期、时间排列顺序抄于红线下。抄录完毕须两人核对无误，并填写重整者姓名，红线以上医嘱全部作废。

当病人手术、分娩或转科后，也需重整医嘱。即在原医嘱最后一项下面划一红横线，并在其下用红笔写"术后医嘱"、"转入医嘱"等，然后再开写新医嘱，红线以上的医嘱自行停止。

四、注意事项

1. 医嘱必须经医生签名后方为有效。在一般情况下不执行口头医嘱，在抢救或手术过程中医生提出口头医嘱时，执行护士应先复诵一遍，双方确认无误后方可执行，并应及时补写医嘱。

2. 医嘱需每班、每日核对，每周总查对，查对后签名。

3. 对有疑问的医嘱，必须核对清楚后方能执行。

4. 凡需下一班执行的临时医嘱要交班，并在护士交班记录上注明。

5. 凡已写在医嘱单上而又不需执行的医嘱，不得贴盖、涂改，应由医生在该项医嘱的标记栏内用红笔写"取消"，并在医嘱后用蓝钢笔签全名。

目前，多数医院已使用计算机医嘱处理系统，由医生在计算机系统里开写医嘱，护士进入医嘱处理系统后检查医嘱无误后确认生成医嘱，然后，根据医嘱不同类型分类打印各项医嘱执行单。

第 二 篇

实验技能考核标准

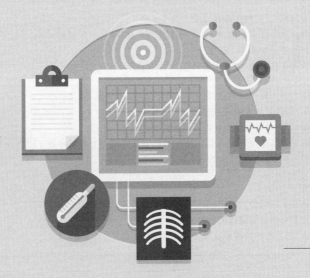

考核标准说明

一、考核目标

1. 重点考核学生的基本素质和基本技能。

2. 体现学生运用护理基本技能，为病人解决问题的能力。

3. 为学生自测、自练提供参考依据。

二、考核要求

1. 考核内容包括三部分。一是技能得分；二是整体效果要求得分（终末质量）；三是护士素质与沟通能力得分。

（1）技能得分：根据评分标准，扣分时以扣完该项目全分为止，不得负分。

（2）整体要求得分：根据考核细则最后整体效果和终末质量的要求，根据学生实际达到整体要求的程度给予不同整体效果分数。

（3）护士素质和沟通能力得分：根据所考项目的情景病例，模拟与病人沟通情景，对照沟通评分细则给予得分。

2. 实验得分采用百分制：技能得分占80%；整体要求得分占10%；护士素质和沟通能力得分占10%。

3. 每项实验操作，满分为100分，60分为及格。

备用床

项目	操作标准	分值	扣分
操作前准备	1. 护士准备:修剪指甲,洗手,戴口罩	4	
	2. 用物准备:床单位、褥子、垫子、大单、被套、枕套	4	
	3. 环境准备:病室清洁、通风,同病室无病人治疗或进餐	4	
备物检查	1. 备齐用物(按使用顺序放置),携至床旁	3	
	2. 移开床旁桌离床约20cm,移床旁椅至床尾正中,距床尾约15cm	4	
	3. 将所有用物放在床旁椅上	3	
	4. 检查床的功能、翻转床垫,铺床褥于床垫上	4	
铺单折角	1. 置大单于床褥上,正面向上,中缝与床中线齐,分别散开	4	
	2. 铺床头,并将大单折成斜角塞于垫下	5	
	3. 铺床尾,并将尾端大单折成斜角塞于垫下	5	
	4. 两手沿床边拉紧大单中部边缘,然后双手掌心向上将大单塞于床垫下	2	
	5. 转至对侧按同法依次铺好大单	10	
套被折齐	"S"形		
	1. 被套正面向外,中缝与床中线对齐平铺于床上,开口端朝向床尾	5	
	2. 将开口端上层倒转向上翻约1/3	3	
	3. 将"S"形折叠的棉胎放入被套开口处	5	

续表

项目	操作标准	分值	扣分
套被折齐	4. 将棉胎上缘中点向上拉至被套封口端,充实远侧棉胎角于被套顶角处,展远侧棉胎,平铺于被套内	5	
	5. 充实近侧棉胎角于被套顶角处,展开近侧棉胎,平铺于被套内,盖被上缘与床头平齐	5	
	6. 至床尾展平各层,系带	3	
	7. 将盖被的两侧边缘向内折叠与床沿平齐,尾端内折叠与床尾平齐(或塞于床垫下),折成被筒	5	
套枕放平	1. 在床尾处或治疗车上将枕套套于枕芯上,四角充实,翻好枕套	3	
	2. 整理枕头,平放于床头盖被上	2	
归位整理	1. 移回床旁桌、椅	2	
	2. 整理用物,洗手	2	
综合评价	1. 操作步骤及方法正确,动作敏捷、熟练、轻稳,应用节力原理,无物品落地	4	
	2. 大单平整、紧扎、中线与床面中线对齐、角线直,盖被内外平整、被头充实,枕头四角充实、开口背门、放置正确	4	

麻醉床

项目	操作标准	分值	扣分
操作前准备	1. 护士准备:修剪指甲,洗手,戴口罩	4	
	2. 用物准备:床单位、褥子、垫子、大单、橡胶单、中单、被套、枕套	4	
	3. 环境准备:病室清洁、通风,同病室无病人治疗或进餐	4	
备物检查	1. 备齐用物(按使用顺序放置),携至床旁	3	
	2. 移开床旁桌离床约20cm,移床旁椅至床尾正中,距床尾约15cm	3	
	3. 将所有用物放在床旁椅上	3	
	4. 检查床的功能、翻转床垫,铺床褥于床垫上	3	
铺单折角	1. 置大单于床褥上,正面向上,中缝与床中线齐,分别散开	4	
	2. 铺床头,并将大单折成斜角塞于垫下	4	
	3. 铺床尾,并将尾端大单折成斜角塞于垫下	4	
	4. 两手沿床边拉紧大单中部边缘,然后双手掌心向上将大单塞于床垫下	2	
	5. 铺右侧橡胶单、中单	4	
	6. 转至对侧按同法依次铺好大单、橡胶单、中单	10	
套被折齐	"S"形		
	1. 被套正面向外,中缝与床中线对齐平铺于床上,开口端朝向床尾	5	
	2. 将开口端上层倒转向上翻约1/3	3	
	3. 将"S"形折叠的棉胎放入被套开口处	5	
	4. 将棉胎上缘中点向上拉至被套封口端,充实远侧棉胎角于被套顶角处,展远侧棉胎,平铺于被套内	5	
	5. 充实近侧棉胎角于被套顶角处,展开近侧棉胎,平铺于被套内,盖被上缘与床头平齐	5	
	6. 至床尾展平各层,系带	3	
	7. 铺被筒,床尾处向上反折离床尾15cm,拖至床尾,毛边向内翻折	3	
	8. 被套三折于床的一侧(背门侧)	3	

续表

项目	操作标准	分值	扣分
套枕放平	1. 在床尾处或治疗车上将枕套套于枕芯上,四角充实,翻好枕套	2	
	2. 整理枕头,并横立放于床头	2	
归位整理	1. 将床旁桌归位,床尾凳放于被套下垂侧,放好麻醉盘等用物,并放于适当处	2	
	2. 整理用物,洗手	2	
综合评价	1. 操作步骤及方法正确,动作敏捷、熟练、轻稳,应用节力原理,无物品落地	4	
	2. 大单平整、紧扎,中线与床面中线对齐、角线直,盖被内外平整、被头充实、枕头四角充实、开口背门、放置正确	4	

卧床病人更换床单法

项目	操作标准	分值	扣分
操作前准备	1. 护士准备:修剪指甲,洗手,戴口罩	4	
	2. 用物准备:床单位、褥子、垫子、大单、橡胶单、中单、被套、枕套、床刷及床刷套	4	
	3. 环境准备:病室清洁、通风,同病室无病人治疗或进餐	4	
	4. 病人准备:评估病人病情,解释操作目的	4	
备物检查	1. 备齐用物(按使用顺序放置),携至床旁	3	
	2. 查对病人,并做好解释,按需给予便器。	3	
	3. 移开床旁桌离床约20cm,移床旁椅至床尾正中,距床尾约15cm	3	
	4. 协助病人侧卧,背向护士	3	
更换单套	1. 铺大单和中单		
	(1)松开近侧各层被单,并卷入病人身下,扫净褥垫上的渣屑	8	
	(2)铺好近侧清洁大单和中单	8	
	(3)协助病人侧卧于铺好的一侧,同法铺好对侧大单和中单	8	
	(4)污单放于污物袋内	2	
	2. 更换被套	16	
	3. 铺被筒	4	
	4. 更换枕套	4	
归位整理	1. 协助病人取舒适卧位;移回床旁桌、椅,整理病床单元,洗手	4	
	2. 开门窗通风换气,将污被服送入污物室	2	
综合评价	1. 注意观察病人病情变化,动作轻柔,不过多地翻动和暴露病人	4	
	2. 更换下的污单放入污物袋内	4	
	3. 操作过程有计划性,动作迅速,避免多余动作	4	
	4. 保持床单位整洁、舒适、安全、美观	4	

铺无菌导尿盘

项目	操作标准	分值	扣分
操作前准备	1. 护士准备:修剪指甲,洗手,戴口罩	4	
	2. 用物准备:用物齐全,折叠方法正确,摆放科学、美观	4	
	3. 环境准备:病室清洁、通风,同病室无病人治疗或进餐	4	
无菌持物钳的使用	1. 检查:检查无菌持物钳包的灭菌日期	2	
	2. 取钳、用钳:使用时保持钳端向下将钳端闭合,垂直取出	4	
	3. 放回钳:使用后闭合钳端,垂直放回容器中,打开钳端,盖好容器盖	4	

续表

项目	操作标准	分值	扣分
铺无菌盘	1. 查对:取无菌治疗包,检查其名称、灭菌标记、日期、有效期,有无潮湿、松散及破损	4	
	2. 取巾:打开无菌包系带并缠好,逐层打开,用无菌持物钳夹取无菌治疗巾一块放入治疗盘内,及时放回无菌持物钳	6	
	3. 未用完的无菌巾,按原折痕包好系带,注明开包日期与时间	4	
	4. 铺巾:双手握住治疗巾上层两角外面轻轻抖开,由近向对侧方向铺于治疗盘上,内面为无菌面。上层三折到对面,开口缘向外,露出无菌区	6	
	5. 取无菌物品:打开无菌方盘,用无菌持物钳夹出治疗碗、两把止血钳、无菌纱布,置于无菌盘内	10	
	6. 无菌包内取无菌治疗碗	5	
	7. 盖巾:放好无菌物品后,将上层无菌巾盖好,边缘对齐,并将开口处向上翻折两次,两侧边缘向下翻折一次	4	
	8. 注明铺盘时间	2	
倒无菌溶液	1. 检查:仔细检查核对无菌溶液的药名、剂量、浓度、有效期,检查瓶盖有无松动,瓶身有无裂隙,对光检查溶液的澄清度,确定溶液无变色、无浑浊、无絮状物	5	
	2. 消毒:取无菌棉签两根,蘸消毒液,依次从瓶口消毒至瓶颈两遍	2	
	3. 取无菌持物镊:用无菌镊夹取瓶盖开启无菌溶液	3	
	4. 冲洗瓶口:瓶签向上,倒出少许溶液于弯盘内,冲洗瓶口	3	
	5. 倒溶液:将溶液倒入无菌治疗碗中。瓶口不可太低,不能触碰到治疗碗	5	
	6. 盖瓶塞:取液后立即旋紧瓶盖	3	
	7. 记录:如有剩余溶液,按无菌操作技术保留,并注明开瓶日期和时间,做冲洗用	2	
整理用物	1. 处理污物弯盘、治疗碗、方盘、手套	2	
	2. 洗手,放回无菌物品	2	
	3. 放回清洁物品,摘口罩	2	
综合评价	1. 程序正确,动作规范,操作熟练	4	
	2. 无菌技术操作规范,物品使用符合无菌要求	4	

隔离技术

项目	操作标准	分值	扣分
操作前准备	1. 护士准备:修剪指甲,洗手,戴口罩	4	
	2. 备齐用物	4	
	3. 环境准备:环境宽敞、清洁,适于操作	4	
备物检查	(一)穿隔离衣		
	1. 护士取下手表,卷袖过肘	2	
	2. 手持衣领取下隔离衣	3	
	3. 穿衣袖	10	
	4. 系领口	4	
	5. 系袖口	6	
	6. 系腰带	8	
	7. 戴无菌手套	6	
	(二)脱隔离衣		
	8. 脱去手套	3	

续表

项目	操作标准	分值	扣分
备物检查	9. 解开腰带,在腰前打一活结	5	
	10. 解开袖口,并塞套衣袖	5	
	11. 消毒双手	8	
	12. 解开衣袖	4	
	13. 脱衣袖,并折叠好	4	
	14. 将隔离衣挂在衣钩上	4	
归位整理	1. 整理用物:若为一次性隔离衣,将隔离衣污染面向里,投入医疗垃圾袋中;若为需换洗的布制隔离衣,则放污衣回收袋中清洗消毒后备用	2	
	2. 洗手	2	
综合评价	1. 操作过程有计划性、流畅	4	
	2. 隔离观念强	4	
	3. 掌握相关理论知识	4	

特殊口腔护理

项目	操作标准	分值	扣分
评估解释	1. 评估病人意识状态、心理状态、对口腔护理的认知和合作程度	3	
	2. 观察病人口腔情况,有无活动义齿,口腔黏膜出血等情况	3	
	3. 解释口腔护理目的、方法、注意事项及配合要点	3	
准备	1. 核对医嘱和执行单	3	
	2. 护士着装整洁、六步洗手、戴口罩	3	
	3. 按需备齐用物	3	
操作程序	1. 核对病人,向病人解释并取得合作	2	
	2. 取位铺巾:协助病人取仰卧位或侧卧位,头偏向护士一侧,铺治疗巾于病人颌下及胸前,置弯盘于口角旁	4	
	3. 湿润并清点棉球个数	3	
	4. 润唇、漱口、评估	4	
	(1)用棉签蘸温开水或夹取湿棉球擦拭口唇、口角,湿润口唇	2	
	(2)协助病人用吸水管吸温开水漱口	5	
	(3)用手电筒观察口腔情况	4	
	5. 有活动义齿者,护士戴手套协助取下		
	注:取下的义齿用冷开水刷洗干净,待口腔护理后戴上或浸于冷开水中保存(口述)		
	6. 擦洗口腔		
	(1)牙外侧面:嘱病人咬合上下齿,用弯止血钳夹取含口腔护理液的棉球并稍拧干,用压舌板轻轻撑开一侧颊部,纵向擦洗牙齿的左外侧面、右外侧面	10	
	(2)牙内侧面及颊部:嘱病人张口,依次擦洗牙齿的左上内侧面、左上咬合面、左下内侧面、左下咬合面、左侧颊部;同法擦洗右侧	10	
	(3)硬腭部:从软腭与硬腭交界部开始,由内向外擦洗	5	
	(4)舌及舌下:由舌根部向舌尖纵向擦洗舌面,嘱病人将舌尖抬起,擦洗舌下	5	
	7. 清点弯盘内已用过的棉球个数	3	
	8. 漱口观察:再次漱口,擦净面部及口唇;检查口腔是否擦洗干净,有无损伤	5	
	9. 再次评估,协助病人取舒适体位,询问病人感受	4	
	10. 整理记录:整理床单位及用物,洗手,记录	4	

续表

项目	操作标准	分值	扣分
综合评价	1. 操作步骤及方法正确,动作轻柔、熟练	4	
	2. 病人感觉舒适,口腔湿润,无异味;口腔黏膜及牙龈无损伤、出血	4	
	3. 解释合理有效,体现人文关怀,病人感到满意	4	

生命体征的测量

项目	操作标准	分值	扣分
评估解释	1. 评估病人病情	2	
	2. 向病人解释测量生命体征的目的、方法、注意事项并取得合作	2	
准备	1. 护士着装整洁、六步洗手、戴口罩	2	
	2. 按需备齐用物	2	
核对	携用物至病人床旁,核对病人床号、姓名	2	
体温测量	1. 体位:侧卧或仰卧或坐位	3	
	2. 方法:擦干汗液,体温计紧贴皮肤,嘱病人屈臂过胸,夹紧	4	
	3. 时间:10 分钟	3	
血压测量	1. 体位:手臂位置(肱动脉)与心脏同一水平。坐位时平第 4 肋,仰卧位平腋中线	4	
	2. 手臂:卷袖、露臂,掌心向上,肘部伸直	4	
	3. 血压计:打开血压计,垂直放置,开启水银槽开关	4	
	4. 缠袖带:平整地将袖带缠于上臂中段,下缘距肘窝 2～3cm,松紧能插入一指为宜	6	
	5. 充气:触摸动脉搏动,将听诊器胸件放在肱动脉搏动最明显处,一手固定,另一手握加压气球,关紧气门,匀速向袖带内充气至肱动脉搏动消失,再升高 20～30mmHg	10	
	6. 放气:匀速放气,速度以水银柱 4mmHg/秒下降为宜	6	
	7. 听诊器中出现第一声搏动音,此时对应水银刻度为收缩压,当波动速度突然变弱或者消失,此时对应刻度为舒张压	4	
	8. 整理:排尽余气,关压力活门,整理袖带放于盒内,血压计盒向右倾斜 45°左右,让水银回流入槽,关闭开关,盖好盒盖、平稳放置	6	
脉搏测量	1. 体位:坐位或卧位,手腕伸直,手臂放舒适位	3	
	2. 测量:护士示指、中指、无名指的指端压在桡动脉处,压力适中以清楚测到搏动为宜	4	
	3. 计数:正常脉搏测 30 秒,乘以 2(口述异常脉搏测量方法)	3	
呼吸测量	1. 护士将手放在病人的诊脉部位似诊脉状,眼睛观看病人胸部或腹部起伏	4	
	2. 观察:呼吸频率(一起一伏为一次呼吸)、深度、节律、声音、形态及有无呼吸困难	3	
	3. 计数:正常呼吸测 30 秒,乘以 2(口述异常呼吸测量方法)	3	
整理记录	1. 协助病人整理衣袖,安置病人于舒适体位	2	
	2. 洗手,记录 T、P、R、BP 于记录单上	2	
综合评价	1. 操作规范,熟练,测量结果正确	6	
	2. 语言表达清晰、准确,言谈富有情感,沟通有效	3	
	3. 态度和蔼、稳重大方、爱伤观念强,具有亲切可信的专业形象	3	

氧气疗法（氧气筒）

项目	操作标准	分值	扣分
评估解释	1. 评估病人意识状态、呼吸状态、缺氧程度、心理状态、对吸氧的认知和合作程度	2	
	2. 观察鼻中隔有无扭曲、鼻腔有无出血、是否通畅	2	
	3. 解释吸氧目的、方法、注意事项及配合要点	2	
准备	1. 核对医嘱和执行单	2	
	2. 护士着装整洁、六步洗手、戴口罩	2	
	3. 按需备齐用物	2	
操作程序	1. 核对病人，向病人解释并取得合作	6	
	2. 用棉签蘸清水清洁鼻腔	4	
	3. 装表	12	
	顺序：吹尘—上表—旋紧—检查(连接湿化瓶和导管—关流量开关—开总开关—开流量开关—试通畅—关流量开关)—备用		
	4. 调节氧流量	5	
	5. 湿润，检查鼻导管	5	
	6. 再次核对病人，插管	6	
	7. 固定，记录	6	
	8. 观察病人病情及用氧效果，按需调节氧流量，告知病人及家属安全用氧的注意事项	6	
	9. 停止用氧	10	
	顺序：取下鼻导管—关总开关—放余气—关闭流量开关—卸下管道和湿化瓶		
	10. 吸氧后整理：协助病人取舒适卧位，整理床单位	4	
	11. 用物分类处理，氧气筒挂满或空标志	4	
	12. 洗手、脱口罩，记录用氧时间及氧流量、签名	6	
综合评价	1. 程序正确、操作规范、动作熟练	4	
	2. 用物齐全，核对到位	4	
	3. 语言表达清晰、准确，言谈富有情感，沟通有效	3	
	4. 态度和蔼、稳重大方、自然真切，具有亲切可信的专业形象	3	

氧气疗法（中心供氧管道）

项目	操作标准	分值	扣分
评估解释	1. 评估病人意识状态、呼吸状态、缺氧程度、心理状态、对吸氧的认知和合作程度	4	
	2. 观察鼻中隔有无扭曲、鼻腔有无出血、是否通畅	4	
	3. 解释吸氧目的、方法、注意事项及配合要点	4	
准备	1. 核对医嘱和执行单	3	
	2. 护士着装整洁、六步洗手、戴口罩	3	
	3. 按需备齐用物	3	

续表

项目	操作标准	分值	扣分
操作程序	1. 核对病人,向病人解释并取得合作	6	
	2. 用棉签蘸清水清洁鼻腔	4	
	3. 检查一次性双腔鼻氧管,并连接在流量表上	4	
	4. 根据医嘱调节氧流量	4	
	5. 湿润鼻氧管,并检查鼻氧管通畅	4	
	6. 再次核对病人,将鼻氧管轻轻插入病人鼻腔	5	
	7. 于耳后或颌下固定鼻氧管,记录	4	
	8. 观察病人病情及用氧效果,按需调节氧流量,告知病人及家属安全用氧的注意事项	6	
	9. 协助病人取舒适卧位,整理床单位,用物分类处理,洗手,脱口罩	6	
	10. 停止用氧 遵医嘱停氧:核对解释,拔出鼻氧管,清洁鼻部,关流量开关,分离鼻氧管与湿化瓶,取下流量表及湿化瓶	8	
	11. 吸氧后整理:协助病人取舒适卧位,整理床单位	4	
	12. 用物分类处理,湿化瓶消毒备用	4	
	13. 洗手,脱口罩,记录用氧时间及氧流量、签名	4	
综合评价	1. 程序正确、操作规范、动作熟练	4	
	2. 用物齐全,核对到位	4	
	3. 语言表达清晰、准确,言谈富有情感,沟通有效	4	
	4. 态度和蔼、稳重大方、自然真切,具有亲切可信的专业形象	4	

吸痰法

项目	操作标准	分值	扣分
评估解释	1. 评估病人病情,包括:肺部听诊痰鸣音(部位正确)	3	
	2. 翻身、叩背(部位、手法正确)	3	
	3. 检查口、鼻腔情况,取下活动义齿	4	
	4. 解释吸痰方法、目的、注意事项及配合要点	4	
准备	1. 护士着装整洁、六步洗手、戴口罩	4	
	2. 检查管道各处连接是否严密、有无漏气,打开吸痰器开关,反折连接管前端,调节负压	6	
	3. 打开瓶装生理盐水	4	
吸痰操作	1. 协助病人头部转向操作者,并稍向后仰	4	
	2. 检查吸痰管型号、有效期	4	
	3. 打开吸痰管包装,戴无菌手套,取出吸痰管	4	
	4. 连接管与吸痰管连接,在生理盐水中试吸,润滑吸痰管前端	4	
	5. 阻断负压,将吸痰管插入病人鼻腔→咽喉部→气管	6	
	6. 吸痰时左右旋转向上提管,自深部向上吸净痰液,每次吸痰<15秒	6	
	7. 抽吸,吸痰管退出时,在生理盐水中抽吸,以免堵塞导管	4	
	8. 吸痰过程中密切观察病人反应、痰液情况(口述面色、心率和SpO_2)	4	
	9. 肺部听诊判断吸痰效果	4	

续表

项目	操作标准	分值	扣分
整理 记录	1. 将吸痰管与连接管断开	4	
	2. 将吸痰管连同手套弃于污染垃圾桶内,关闭吸引器	4	
	3. 妥善安置病人,整理用物	4	
	4. 六步洗手,记录痰液量、色、黏稠度	4	
综合 评价	1. 动作轻柔、操作熟练	4	
	2. 操作时,无菌观念强	4	
	3. 语言表达清晰、准确,言谈富有情感,沟通有效	4	
	4. 态度和蔼、稳重大方、爱伤观念强,体现人文关怀	4	

乙醇拭浴

项目	操作标准	分值	扣分
评估 解释	1. 评估病人意识状态、对乙醇拭浴的认知和合作程度	3	
	2. 观察病人皮肤情况,有无外伤、皮肤黏膜出血等情况	3	
	3. 解释乙醇拭浴的目的、方法、注意事项及配合要点	3	
准备	1. 核对医嘱和执行单	3	
	2. 护士着装整洁、洗手、戴口罩	3	
	3. 按需备齐用物	3	
操作 程序	1. 再次核对病人	3	
	2. 协助病人排尿	3	
	3. 拉好围帘或以屏风遮挡病人	3	
	4. 松开床尾盖被,协助病人脱去上衣,松解裤带;置冰袋于病人头部,放热水袋于足下	8	
	5. 擦拭方法:暴露擦拭部位,将大浴巾垫于擦拭部位下,小毛巾浸入乙醇中,拧至半干,缠于手上成手套状,以离心方向拭浴,拭浴毕,用浴巾擦干皮肤	8	
	6. 擦拭顺序		
	(1)颈外侧→肩→上臂外侧→前臂外侧→手背	5	
	(2)侧胸→腋窝→上臂内侧→肘窝→前臂内侧→手心	5	
	(3)颈下肩部→臀部(穿好上衣,脱去裤子)	5	
	(4)髋部→下肢外侧→足背	5	
	(5)腹股沟→下肢内侧→内踝	5	
	(6)臀下沟→下肢后侧→腘窝→足跟	5	
	7. 穿好裤子,撤掉热水袋,协助病人躺卧舒适,整理病人床单位	5	
	8. 整理用物,清洁、消毒后放原处备用	4	
	9. 洗手、记录	2	
	10. 30分钟后测量病人体温并记录	4	
综合 评价	1. 操作熟练,符合操作流程	3	
	2. 在操作过程中能运用人体力学原理	3	
	3. 有爱伤观念	3	
	4. 掌握相关理论知识	3	

热湿敷

项目	操作标准	分值	扣分
评估解释	1. 评估病人意识状态、对热湿敷的认知和合作程度	4	
	2. 观察病人局部皮肤情况,有无伤口等情况	4	
	3. 解释热湿敷的目的、方法、注意事项及配合要点	4	
准备	1. 核对医嘱和执行单	4	
	2. 护士着装整洁、洗手、戴口罩	4	
	3. 按需备齐用物	4	
操作程序	1. 携用物至病人床旁,核对病人信息	3	
	2. 暴露受敷部位,在受敷部位下垫一次性治疗巾;受敷部位涂凡士林后盖一层纱布	6	
	3. 戴手套,将敷布浸入热水中后拧至不滴水(或双手各持一把钳子将浸在热水中的敷布拧至不滴水),(水温为50～60℃,放在手腕内测温,以不烫手为宜)抖开敷布,折叠后敷在患处	25	
	4. 每3～5分钟更换一次敷布,持续15～20分钟后,撤掉敷布和纱布,擦去凡士林;盖好治疗部位;协助病人取舒适体位,整理病人床单位	16	
	5. 整理其他物品,清洁、消毒后放于原处备用	5	
	6. 洗手、记录	5	
综合评价	1. 操作熟练,符合操作流程	4	
	2. 在操作过程中能运用人体力学原理	4	
	3. 有爱伤观念	4	
	4. 掌握相关理论知识	4	

鼻饲法

项目	操作标准	分值	扣分
评估解释	1. 评估病人情况、病情、意识状态、插管史	4	
	2. 解释鼻饲目的、注意事项及配合要点	4	
准备	1. 护士着装整洁、六步洗手、戴口罩	4	
	2. 按需准备用物齐全	4	
核对	携用物至病人床旁,核对病人床号、姓名及腕带信息	4	
安置体位	1. 协助病人选择合适的体位	4	
	2. 铺治疗巾,放置弯盘,备胶布	4	
清洁鼻腔	选择鼻腔,并清洁到位	4	
量长润管	1. 检查并打开鼻饲包、倒石蜡油于治疗碗内纱布上	4	
	2. 打开注射器、戴手套	4	
	3. 检查胃管—试通畅—测量长度—润滑胃管前端(15～20cm),处理胃管末端	8	
插管验证	1. 自鼻孔轻轻插入至咽喉部(10～15cm)时,嘱病人吞咽,继续插入至预定长度	4	
	2. 口述呛咳、呼吸困难、紫绀等问题的处理	4	
	3. 检查口腔内有无胃管盘曲	2	
	4. 初步固定胃管(鼻翼部)	2	
	5. 检查胃管是否在胃内:三种方法(示范其中一种方法,其余口述)	4	

续表

项目	操作标准	分值	扣分
注食固定	1. 灌注食物	4	
	2. 处理胃管末端、妥善固定、做好置管标识	4	
整理记录	1. 整理床单位,安置并观察病人	2	
	2. 六步洗手,记录置管日期和时间	2	
拔管	1. 核对解释,铺巾放盘,取胶布、戴手套	2	
	2. 纱布包裹胃管,嘱病人深呼吸屏气,拔管	4	
	3. 整理用物和病人,洗手记录	2	
综合评价	1. 程序正确、操作规范、动作熟练	4	
	2. 用物齐全,核对到位	4	
	3. 语言表达清晰、准确,言谈富有情感,沟通有效	4	
	4. 态度和蔼、稳重大方、自然真切,具有亲切可信的专业形象	4	

女病人导尿术

项目	操作标准	分值	扣分
评估解释	1. 评估病人基本情况、膀胱充盈程度和会阴部皮肤黏膜情况及清洁度	4	
	2. 解释导尿目的,取得病人配合	4	
准备	1. 护士着装整洁、洗手、戴口罩	4	
	2. 按需准备用物,做好环境准备	4	
核对	携用物至病人床旁,核对病人床号、姓名	4	
安置体位	1. 松盖被,摆体位(屈膝仰卧,脱下对侧裤腿盖在近侧腿上、并盖浴巾,对侧腿用盖被遮盖)	4	
	2. 臀下垫一次性垫巾,弯盘放于近外阴处。洗手	4	
初步消毒	1. 打开导尿包,取出初步消毒用物放两腿间(近会阴处)	4	
	2. 左手戴手套,右手持镊子夹消毒棉球消毒外阴,撤污物于床尾	4	
整理准备	1. 洗手,戴手套,铺巾放盘	4	
	2. 按照顺序整理包内用物(消毒棉球和镊子放弯盘旁,别针、纱布、标本瓶、集尿袋、放方盘右侧)	4	
	3. 检查导尿管,润滑,连接集尿袋	4	
再次消毒	1. 打开消毒棉球,再次消毒外阴	4	
	2. 消毒毕,左手不动、右手用镊子夹持污弯盘放于床尾	4	
插管导尿	1. 再次核对病人,插管(4~6cm,见尿液流出再插入 7~10cm)	4	
	2. 接标本,固定尿管(注液体或气体)	4	
	3. 撤用物于车下,撤垫巾,协助穿裤子(提到臀下),固定集尿袋,标记插管日期和时间	4	
整理记录	1. 整理床单位,协助卧位	4	
	2. 洗手,记录置管日期和时间	4	

续表

项目	操作标准	分值	扣分
拔管	1. 核对解释,放尿,解除固定,戴手套	2	
	2. 纱布包裹拔管	4	
	3. 整理用物和病人,洗手,记录	2	
综合评价	1. 程序正确、操作规范、动作熟练	4	
	2. 用物齐全,核对到位	4	
	3. 语言表达清晰、准确,言谈富有情感,沟通有效	4	
	4. 态度和蔼、稳重大方、自然真切,具有亲切可信的专业形象	4	

膀胱冲洗

项目	操作标准	分值	扣分
评估解释	1. 评估病人基本情况、膀胱充盈程度和会阴部皮肤黏膜情况及清洁	4	
	2. 解释操作目的,取得病人配合	4	
准备	1. 护士着装整洁、六步洗手、戴口罩	4	
	2. 按需准备用物,做好环境准备	4	
核对	携用物至病人床旁,核对病人床号、姓名	4	
安置体位	1. 松盖被,摆体位(屈膝仰卧,脱下对侧裤腿盖在近侧裤腿上、并盖浴巾,对侧腿用盖被遮盖)	4	
	2. 臀下垫一次性垫巾,弯盘放于近外阴处。洗手	4	
冲前准备	1. 按导尿术插好导尿管,按留置导尿管术固定导尿管并排空膀胱	6	
	2. 连接冲洗液体与膀胱冲洗器,将冲洗液倒挂于输液架上,排气后夹闭导管	8	
连管冲洗	1. 分开导尿管与集尿袋引流管接头连接处,消毒导尿管口和引流管接头,将导尿管和引流管分别与"Y"形管的两个分管相连接,主管连接冲洗导管	8	
	2. 夹闭引流管,开放冲洗管,使溶液滴入膀胱,调节滴速。待病人有尿意或滴入溶液200～300ml后,夹闭冲洗管,放开引流管,将冲洗液全部引流出来后,再夹闭引流管	10	
	3. 按需要如此反复冲洗。在冲洗过程中,经常询问病人感受,观察病人反应及引流液性状	8	
拔管	1. 冲洗完毕,取下冲洗管,消毒导尿管口和引流管接头并连接	4	
	2. 清洗外阴部,固定好导尿管	4	
整理记录	1. 协助病人取舒适卧位,整理床单位,清理物品	4	
	2. 洗手,记录	4	
综合评价	1. 程序正确、操作规范、动作熟练	4	
	2. 用物齐全,核对到位	4	
	3. 语言表达清晰、准确,言谈富有情感,沟通有效	4	
	4. 态度和蔼、稳重大方、自然真切,具有亲切可信的专业形象	4	

大量不保留灌肠

项目	操作标准	分值	扣分
评估 解释	1. 评估病人情况、病情、肛周局部情况	4	
	2. 解释灌肠目的，做好环境准备	4	
准备	1. 护士着装整洁、六步洗手、戴口罩	4	
	2. 按需准备用物齐全	4	
核对	携用物至病人床旁，核对病人床号、姓名	4	
备液	测水温—放皂液—取出灌肠袋—关闭调节器—倒灌肠液—挂床尾架上（距床边40～60cm）	8	
安置 体位	1. 松盖被，摆体位(侧卧、屈膝对压，褪裤至膝部，臀部移至床沿)	8	
	2. 臀下铺治疗巾和胶单，放置弯盘和纱布	4	
插管 灌液	1. 戴手套，润滑肛管前段，排气，关闭调节器	8	
	2. 用纱布或卫生纸分开病人肛门，再次解释并告知病人，插管(插入7～10cm)	8	
	3. 松开调节器，灌液，观察并询问病人情况	8	
拔管	1. 灌毕，拔出肛管放入弯盘内，擦净肛门	4	
	2. 撤出橡胶单、治疗巾、弯盘，嘱其尽量保留5～10分钟后再排便	4	
整理 记录	1. 整理床单位，助取舒适卧位，开窗通风	4	
	2. 清理用物	4	
	3. 洗手，记录灌肠结果(口述)	4	
综合 评价	1. 程序正确、操作规范、动作熟练	4	
	2. 用物齐全，核对到位	4	
	3. 语言表达清晰、准确，言谈富有情感，沟通有效	4	
	4. 态度和蔼、稳重大方、自然真切，具有亲切可信的专业形象	4	

药液抽吸

项目	操作标准	分值	扣分
操作前 准备	1. 修剪指甲，洗手，戴口罩	3	
	2. 核对医嘱与执行单	3	
	3. 检查药液质量、检查消毒液及棉签	3	
	4. 整洁安静，光线充足	3	
核对 检查	1. 检查治疗盘内0.5%碘伏、75%乙醇、棉签有效期	4	
	2. 检查大、小安瓿药液质量及密封瓶包装	4	
	3. 检查注射器质量	4	
自安瓿 抽吸 药液	1. 消毒及折断安瓿：轻弹安瓿药液至体部，颈部凹陷处划痕，消毒并折断安瓿。	6	
	2. 抽吸药液		
	(1)小安瓿抽吸：先右手持注射器，左手示、中指夹起小安瓿，针头斜面向下放入安瓿液面下；再左手拇指、无名指握注射器空筒外壁，右手持活塞柄，抽动活塞，抽吸药液	15	
	(2)大安瓿抽吸：先右手持注射器，左手握大安瓿，针头斜面向下放入安瓿液面下；再左手握住安瓿和注射器，右手持活塞柄，抽动活塞，抽吸药液	15	
自密封 瓶吸取 药液	1. 常规消毒瓶塞、待干	4	
	2. 注射器内吸入药液所需等量空气，注入空气，便于抽吸	6	
	3. 倒转药瓶及注射器，抽吸所需药液；拔针	4	

续表

项目	操作标准	分值	扣分
排气备用	1. 排尽空气：针尖向上，下拉活塞，使药液回抽到注射器；上推气体集中至乳头根部；排出多余气体	5	
	2. 查对备用	3	
整理记录	1. 整理用物，分类放置	3	
	2. 六步洗手	3	
综合评价	1. 无菌观念强	3	
	2. 查对到位	3	
	3. 注意保护护士安全和职业防护	3	
	4. 药液无浪费	3	

肌内注射法

项目	操作标准	分值	扣分
评估解释	1. 评估病人病情、注射部位皮肤情况	3	
	2. 向病人解释并取得合作	3	
准备药液	1. 六步洗手、戴口罩	3	
	2. 核对医嘱与执行单	3	
	3. 检查药液质量、检查消毒液及棉签	4	
	4. 抽吸药液：弹药液、消毒（分别用棉签的三个面消毒安瓿颈部、砂轮、划痕处）锯痕、消毒、折断、抽吸药液、套安瓿，妥善放置注射盘内	8	
核对解释	携用物至床旁，核对病人床号、姓名、住院号	6	
体位与部位	1. 根据注射部位确定恰当体位	4	
	2. 选择注射部位	4	
皮肤消毒	消毒皮肤（直径大于5cm，2次消毒）	6	
注射	1. 进针前核对	4	
	2. 排尽注射器内空气	4	
	3. 进针：右手以握笔姿势持注射器，中指固定针栓，针头与皮肤呈90°，手腕带动手臂，快速刺入针梗的2/3深度	6	
	4. 抽回血，缓推药液	4	
	5. 注射毕，迅速拔针，干棉签按压穿刺处片刻	4	
	6. 操作后再次核对	4	
	7. 告知注意事项	4	
整理记录	1. 协助病人于舒适体位，整理床单位	4	
	2. 清理用物	3	
	3. 六步洗手，记录	3	
综合评价	1. 程序正确、操作规范、动作熟练	6	
	2. 无菌观念强、核对到位	4	
	3. 语言表达清晰、准确，言谈富有情感，沟通有效	3	
	4. 态度和蔼、稳重大方、爱伤观念强，自然真切，体现人文关怀	3	

静脉注射法

项目	操作标准	分值	扣分
评估解释	1. 评估病人病情、注射部位皮肤情况	3	
	2. 向病人解释并取得合作	3	
准备药液	1. 六步洗手、戴口罩	3	
	2. 核对医嘱与执行单	3	
	3. 检查药液质量、检查消毒液及棉签	4	
	4. 抽吸药液：弹药液、消毒（分别用棉签的三个面消毒安瓿颈部、砂轮、划痕处）锯痕、消毒、折断、抽吸药液、套安瓿，妥善放置注射盘内	8	
核对解释	携用物至床旁，核对病人床号、姓名、住院号	6	
体位与部位	1. 根据注射部位确定恰当体位	4	
	2. 选择注射部位	4	
皮肤消毒	消毒皮肤（直径大于 5cm，2 次消毒），扎止血带，嘱病人握拳	6	
注射	1. 进针前核对	4	
	2. 排尽注射器内空气	4	
	3. 进针，一手绷紧局部皮肤，一手持针针头与皮肤呈 $15°\sim30°$ 刺入血管，见回血后再进针少许	6	
	4. 松止血带，松拳，缓推药物	4	
	5. 注射毕，迅速拔针，干棉签按压穿刺处片刻	4	
	6. 操作后再次核对	4	
	7. 告知注意事项	4	
整理记录	1. 协助病人于舒适体位，整理床单位	4	
	2. 清理用物	3	
	3. 六步洗手，记录	3	
综合评价	1. 程序正确、操作规范、动作熟练	6	
	2. 无菌观念强、核对到位	4	
	3. 语言表达清晰、准确，言谈富有情感，沟通有效	3	
	4. 态度和蔼、稳重大方、爱伤观念强，自然真切，体现人文关怀	3	

青霉素皮内试验法

项目	操作标准	分值	扣分
评估解释	1. 评估病人病情、注射部位皮肤情况	3	
	2. 向病人解释并取得合作	3	
准备	1. 六步洗手、戴口罩	3	
	2. 核对医嘱与执行单	3	
	3. 检查药液质量、检查消毒液及棉签	3	

续表

项目	操作标准	分值	扣分
核对 解释	携用物至床旁,核对病人床号、姓名、住院号	3	
配置	1. 开启青霉素铝盖,消毒瓶塞,待干	4	
	2. 消毒及折断大安瓿生理盐水,并抽取 4ml 生理盐水	4	
	3. 稀释青霉素,每 ml 含 20 万 U	4	
	4. 取上液 0.2ml+生理盐水至 1ml,每 ml 含 4 万 U	4	
	5. 取上液 0.1ml+生理盐水至 1ml,每 ml 含 4000U	4	
	6. 取上液 0.1ml+生理盐水至 1ml,即成每 ml 含青霉素 400U 的皮试液。每次稀释时,均将药液混匀	4	
	7. 贴"青霉素"字样标记,放置妥当	4	
核对 解释	携用物至床旁,核对病人床号、姓名、住院号	4	
部位与 消毒	1. 前臂掌侧下端	3	
	2. 消毒皮肤(用 75% 乙醇消毒),若病人乙醇过敏,则用生理盐水清洁皮肤	3	
注射	1. 进针前核对	3	
	2. 排尽注射器内空气	3	
	3. 进针:一手绷紧局部皮肤,一手持针针头与皮肤呈 5° 刺入皮内,注入皮试液 0.1ml,局部形成一皮丘	3	
	4. 注射毕,迅速拔针,勿按压穿刺处	3	
	5. 操作后再次核对	3	
	6. 告知注意事项	3	
整理 记录	1. 协助病人于舒适体位,整理床单位	4	
	2. 清理用物	3	
	3. 六步洗手,记录	3	
综合 评价	1. 程序正确、操作规范、动作熟练	4	
	2. 无菌观念强、核对到位	4	
	3. 语言表达清晰、准确,言谈富有情感,沟通有效	3	
	4. 态度和蔼、稳重大方、爱伤观念强,自然真切,体现人文关怀	3	

周围静脉输液法

项目	操作标准	分值	扣分
评估 解释	1. 评估病人血管情况	2	
	2. 向病人解释并取得合作;六步洗手、戴口罩	2	
核对 检查	1. 核对医嘱、输液卡和瓶贴,核对药液标签	4	
	2. 检查药液质量,贴瓶贴	4	
准备 药液	1. 启瓶盖	2	
	2. 两次消毒瓶塞至瓶颈	2	
	3. 检查输液器包装、有效期与质量	2	
	4. 将输液器针头插入瓶塞	2	

续表

项目	操作标准	分值	扣分
核对解释	备齐用物携至病人床旁,核对病人床号、姓名	3	
初步排气	1. 关闭调节夹,旋紧头皮针连接处	2	
	2. 输液瓶挂于输液架上	2	
	3. 排气(首次排气原则不滴出药液)	2	
皮肤消毒	1. 协助病人取舒适体位,垫小垫枕与治疗巾	3	
	2. 选择静脉,扎止血带	3	
	3. 消毒皮肤(直径大于5cm;2次消毒)	3	
静脉穿刺	1. 再次核对,再次排气至有少量药液滴出	2	
	2. 检查有无气泡,取下针头保护帽	2	
	3. 固定血管,进针	4	
	4. 见回血后再将针头沿血管方向潜行少许	4	
固定针头	1. 穿刺成功后,"三松"	2	
	2. 待液体滴入通畅后用输液贴固定	4	
调节滴速	1. 根据病人的年龄、病情和药物性质调节滴速(至少15秒),报告滴速	4	
	2. 操作后核对病人,告知注意事项	4	
整理记录	1. 安置病人于舒适体位,放呼叫器于易取处	2	
	2. 整理用物	2	
	3. 六步洗手,记录输液执行记录卡	2	
	4. 15~30分钟巡视病房一次(口述)	4	
拔针按压	1. 核对解释	2	
	2. 揭去胶布,按压穿刺点上方,关调节器,迅速拔针	2	
	3. 嘱病人按压片刻至无出血,并告知注意事项	2	
安置整理	1. 协助病人取舒适卧位,询问需要	2	
	2. 清理治疗用物,并分类放置	2	
洗手记录	1. 六步洗手,取下口罩	2	
	2. 记录输液结束的时间和病人反应	2	
综合评价	1. 一次性穿刺成功,一次次性排气成功	4	
	2. 无菌观念强、核对到位	4	
	3. 语言表达清晰、准确,言谈富有情感,沟通有效	2	
	4. 态度和蔼、稳重大方、爱伤观念强,自然真切,体现人文关怀	2	

心肺复苏

项目	操作标准	分值	扣分
准备	1. 个人准备:仪表端庄,着装整洁	4	
	2. 物品准备:模拟人一个、硬板一块、纱布、弯盘、手表	4	

续表

项目	操作标准	分值	扣分
判断与呼救	1. 判断意识:5 秒钟内完成。轻拍、摇动或大声呼唤病人	4	
	2. 触大动脉搏动:急救者示指和中指指尖触及病人气管正中部(相当于喉结的部位),旁开两指,至胸锁乳突肌前缘凹陷处,触摸病人颈动脉有无搏动。时间为 10 秒钟	5	
	3. 确认病人意识丧失、脉搏搏动消失后,立即呼叫,记录时间	5	
安置体位	1. 将病人安置于硬板床,取仰卧位	3	
	2. 去枕,头、颈、躯干在同一轴线上	3	
	3. 双手放于两侧,身体无扭曲(口述)	3	
心脏按压	1. 抢救者立于病人右侧	3	
	2. 解开衣领、腰带,暴露病人胸腹部	3	
	3. 按压部位:胸骨中下 1/3 交界处	3	
	4. 按压方法:两手掌根部重叠,手指翘起不接触胸壁,上半身前倾,两臂伸直,垂直向下用力	3	
	5. 按压幅度:胸骨下陷至少 5～6cm	3	
	6. 按压频率:100～120 次/分	3	
开放气道	1. 检查口腔,清除口腔异物	3	
	2. 取出活动义齿(口述)	2	
	3. 判断颈部有无损伤,根据不同情况采取合适方法开放气道	5	
人工呼吸	1. 捏住病人鼻孔	2	
	2. 深吸一口气,用力吹气,直至病人胸廓抬起	3	
	3. 吹气毕,观察胸廓情况,连续 2 次	3	
	4. 按压与人工呼吸之比为 30:2,连续 5 个循环	2	
判断复苏效果	1. 操作 5 个循环后,判断并报告复苏效果	2	
	2. 颈动脉恢复搏动,平均动脉血压大于 60mmHg(口述)	2	
	3. 自主呼吸恢复	2	
	4. 瞳孔缩小,对光反射存在	2	
	5. 面色、口唇、甲床和皮肤色泽转红	2	
整理记录	1. 整理用物	3	
	2. 六步洗手	3	
	3. 记录病人病情变化和抢救情况	4	
综合评价	1. 完成五个循环;动作迅速、准确有效	4	
	2. 人工呼吸、心脏按压指标有效	6	

体温单使用

项目	操作标准	分值	扣分
准备	1. 护士着装整洁,洗手	5	
	2. 按需准备用物	5	
	3. 了解病人临床诊断、病情变化	3	
	4. 环境清洁、安静、光线明亮	2	

续表

项目	操作标准	分值	扣分
绘制 体温单	1. 填写眉栏及相关项目	10	
	2. 在40~42℃横线间相应时间的纵格栏内用红色笔填写相关项目	5	
	3. 绘制体温曲线	15	
	4. 绘制脉搏曲线	15	
	5. 记录呼吸	5	
	6. 填写底栏	10	
	7. 整理用物	5	
综合 评价	1. 填写及时、准确,字迹清晰	5	
	2. 记录真实,并与体温记录本相符合,无涂改、剪贴等现象	5	
	3. 绘制曲线时,符号正确,点要圆,线要直,点线分明,大小适中,整齐美观	5	
	4. 掌握相关理论知识	5	

护士素质及护患沟通能力评分表

序号	考核内容	得分		
		8~10分	6~8分	4~6分
1	仪表整洁、端庄大方、文雅得体			
2	神态自如、精神饱满、表情平和、具有良好稳定的心境			
3	符合护理专业人员的发型、着装及化妆要求			
4	具有热情、真诚、亲切可信的专业护士形象			
5	站、立、行符合护士素质规范要求			
6	言谈时语言表达清晰、准确、简明、易懂,尽量用普通话			
7	言谈时要有礼貌,富有情感,语言温和语速适宜			
8	根据病人情况,灵活运用恰当的方式与病人进行有效沟通			
9	善于使用辅助语言和身体语言,如语调、语气、节奏、表情、目光、手势等			
10	言谈时态度诚恳、谦和、稳重大方、不矫揉造作			
合计				

第 三 篇

实验技能测试试题

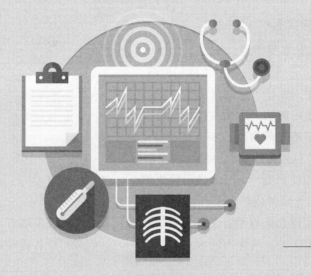

第一单元　病人床单位

一、单项选择题

1. 有一新病人即将住院，应准备

A. 备用床 　　　　　B. 暂空床 　　　　　C. 麻醉床 　　　　　D. 都不是

2. 手术后麻醉尚未清醒的病人应准备

A. 备用床 　　　　　B. 暂空床 　　　　　C. 麻醉床 　　　　　D. 都不是

3. 为卧床病人更换床单前，检查病室内环境，以下哪项情况可操作

A. 有人做治疗 　　　　　　　　　　B. 有人用餐

C. 清洁，无其他病人 　　　　　　　D. 都不是

4. 胃大部分切除术后需要准备

A. 备用床 　　　　　B. 暂空床 　　　　　C. 麻醉床 　　　　　D. 手术床

5. 上消化道出血病人住院时需要准备

A. 备用床 　　　　　　　　　　　　B. 暂空床

C. 备用床加橡皮中单、中单 　　　　D. 麻醉床

二、思考题

1. 铺床时，如何做到省时节力？
2. 铺床时应该遵循的原则有哪些？
3. 各种床的铺床目的。
4. 为卧床病人更换床单时，应该注意什么？

第二单元　无菌技术

一、单项选择题

1. 无菌技术操作原则中，下列哪项是错误的

A. 操作前30分钟，停止清扫地面

B. 治疗室每日用紫外线消毒

C. 取无菌物品，用无菌持物钳

D. 取出的无菌物品，未使用，应立即放回

2. 无菌包被无菌等渗溶盐水浸湿应

A. 立即使用完 　　B. 烘干后使用 　　C. 24小时用完 　　D. 重新灭菌

3. 使用无菌持物钳，下列哪项是不正确的

A. 应浸泡在盛有消毒液的大口容器内 　　B. 液面浸没轴节以上2～3cm

C. 可用于夹取消毒的油纱布 　　　　　　D. 取钳应将钳端闭合

4. 铺好的无菌盘，有效期为

A. 2 小时　　　　　　B. 4 小时　　　　　C. 6 小时　　　　　D. 8 小时

5. 无菌操作中发现手套破裂时应

A. 立即更换　　　　　　　　　　　B. 用纱布将破裂处包好

C. 用酒精棉球拭后继续使用　　　　D. 再加套一副手套

二、多项选择题

1. 无菌持物钳只能用于

A. 消毒皮肤　　　　B. 取无菌针头　　　　C. 取无菌凡士林纱布

D. 换药　　　　　　E. 取酒精棉球

2. 到较远的地方夹取无菌物品时，持物钳的使用应

A. 右手持持物钳，用左手遮盖　　　　B. 持物钳与容器一同搬移，就地使用

C. 手持持物钳快速行走至目的地　　　D. 手持持物钳，小心被污染

E. 持物钳前端应始终朝下，防止污染

三、填空题

1. 戴无菌手套时，未戴手套的手不能触及手套的_____侧面；操作完毕脱手套时，已脱手套的手不能触及手套的_____侧面。

2. 已打开过的无菌溶液可保存_____小时。

3. 无菌包的有效期一般为_____天，已开无菌包的有效期为_____小时。

4. 无菌持物钳的湿罐保存法要求消毒液面浸没轴节以上_____cm 或镊子长度的_____，每个容器放置_____把无菌持物钳。

四、思考题

1. 无菌技术应该遵循哪些原则？

2. 无菌持物钳应怎样存放和使用？

3. 结合无菌技术操作，说明未经消毒的手不可触及的无菌物品及无菌区域。

4. 戴无菌手套的注意事项是什么？

5. 从密封瓶内取无菌溶液的注意事项是什么？

6. 从无菌包内夹取无菌物品，如何避免跨越无菌区域？

7. 使用无菌容器的注意事项是什么？

第三单元　隔离技术

一、单项选择题

1. 已穿过的隔离衣被视为清洁部位的是

A. 衣领　　　　　　B. 袖口　　　　　C. 腰部以上　　　　D. 胸部以上

2. 有关使用隔离衣的要求，正确的是

A. 每周更换 1 次　　　　　　　　　B. 要保持袖口内外面清洁

C. 必须完全盖住工作服　　　　　　D. 隔离衣挂在走廊内应外面向外

3. 穿脱隔离衣的操作步骤正确的是

A. 双手伸入袖口后扣袖扣　　　　　B. 扣好领扣后系腰带

C. 消毒手后解领扣　　　　　　　　D. 将隔离衣内面向外，挂传染病室内

4. 穿隔离衣至哪一环节手开始污染

A. 手提衣领取下隔离衣　　B. 系领口　　C. 系袖口　　　　D. 系腰带

5. 为传染病病人实施护理操作时，以下正确的是

A. 穿好隔离衣后，可到治疗室取物

B. 穿好隔离衣，尚未接触病人，允许手抚摸口罩、脸部

C. 穿好隔离衣后，如仅用避污纸接触病人，脱衣后可不洗手

D. 护理操作前用物计划周全，以免反复穿脱隔离衣和手的消毒

二、填空题

1. 纱布口罩使用＿＿＿＿＿＿应更换，使用一次性口罩不超过＿＿＿＿＿＿。

2. 穿隔离衣法口诀是＿＿＿＿＿、＿＿＿＿＿、＿＿＿＿＿、＿＿＿＿＿。

3. 脱隔离衣法口诀是＿＿＿＿＿、＿＿＿＿＿、＿＿＿＿＿、＿＿＿＿＿。

4. 挂隔离衣时，若在半污染区，不得露出＿＿＿＿＿；若在污染区，不得露出＿＿＿＿＿。

三、思考题

1. 试述隔离技术中，使用帽子、口罩的意义。

2. 穿脱隔离衣时，应如何避免污染？

第四单元　病人的清洁卫生

一、单项选择题

1. 下列哪项不是口腔护理的作用

A. 使病人清洁舒服　　　　　　　　B. 去除口臭

C. 促进食欲　　　　　　　　　　　D. 清除口腔内一切细菌

2. 为凝血功能差的病人进行口腔护理时应特别注意

A. 动作轻稳　　　　　　　　　　　B. 先取下义齿

C. 夹紧棉球　　　　　　　　　　　D. 擦拭时勿触及咽后壁

3. 为昏迷病人进行口腔护理操作中错误的是

A. 张口器从门齿之间放入   B. 棉球不可过湿

C. 勿将棉球遗留口腔内   D. 口唇干裂应先予以湿润

4. 下列哪项不是为病人沐浴的目的

A. 促进皮肤血液循环   B. 观察病情

C. 使病人清洁舒适   D. 预防过敏性皮炎

5. 口腔有嗜酸性菌类感染的病人应选的口腔护理液是

A. 0.1％醋酸   B. 1％～3％过氧化氢

C. 1％～4％碳酸氢钠   D. 0.02％呋喃西林

二、多项选择题

1. 床上擦浴的正确操作是

A. 动作轻柔敏捷   B. 减少翻动，防止受凉

C. 禁擦胸腹部及后颈部   D. 水温不超过 32℃

E. 病情变化即停止操作，并对症处理

2. 为昏迷病人进行口腔护理错误的做法是

A. 张口器从门齿处放入   B. 用注洗器沿口角注入温水再吸出

C. 侧卧，头偏向护士一侧   D. 取下义齿，清洁后重戴上

E. 用血管钳夹紧棉球，防止遗留在口腔

三、思考题

1. 口腔护理的适应证有哪些？

2. 怎样选择口腔护理液？

3. 为什么要给病人做皮肤护理？

4. 如何进行背部按摩？

第五单元　生命体征测量及护理

一、单项选择题

1. 可用口腔测量法测体温的病人是

A. 精神病   B. 支气管哮喘发作时

C. 昏迷者   D. 痔疮术后

2. 测量脉搏，不符合要求的是

A. 病人情绪激动时，休息 20 分钟再测   B. 不用拇指诊脉

C. 异常脉搏须测 30 秒   D. 脉搏细弱测不清，可听心率

3. 测量血压，被测者坐位或仰卧位时，肱动脉应分别平

A. 第 3 肋软骨，腋中线   B. 第 4 肋软骨，腋中线

    C. 第 5 肋软骨，腋前线　　　　　　　D. 第 6 肋软骨，腋后线

  4. 可使血压测量值下降的因素是

    A. 病人情绪激动　　　　　　　　　　B. 在寒冷环境中测量

    C. 袖带过松　　　　　　　　　　　　D. 肢体位置高于心脏水平

  5. 病人，丁某，入院 7 天，体温均在 39.5～40℃，其热型是

    A. 间歇热　　　　　B. 弛张热　　　　　C. 波浪热　　　　　D. 稽留热

  6. 病人，李某，肺炎球菌性肺炎，口温 40℃，脉搏 120 次/分，口唇干燥，下述护理措施不妥的是

    A. 卧床休息　　　　　　　　　　　　B. 测体温每 4 小时 1 次

    C. 鼓励饮水　　　　　　　　　　　　D. 冰袋放于头顶、足底处

  7. 病人，单某，高血压病，左侧肢体偏瘫，医嘱测血压 4 次/日，下述不妥的是

    A. 必须固定专人测量　　　　　　　　B. 固定血压计

    C. 固定测右上肢血压　　　　　　　　D. 卧位测量，使肱动脉平腋中线

  8. 某男，40 岁，测得上肢血压 21/12.5kPa，可认为该血压为

    A. 高血压 1 期　　　B. 临界高血压　　　C. 正常血压　　　　D. 低血压

  9. 触到绌脉常提示

    A. 心房颤动　　　　　　　　　　　　B. 室性早搏

    C. 期前收缩　　　　　　　　　　　　D. 房室结性逸搏

  10. 为高热病人进行护理的首要措施是

    A. 降温　　　　　　B. 口腔护理　　　　C. 卧床休息　　　　D. 营养补充

  11. 袖带缠得太紧，测得的血压结果是

    A. 血压偏高　　　　　　　　　　　　B. 血压偏低

    C. 收缩压偏高舒张压变化不大　　　　D. 收缩压和舒张压均可正常

  12. 用氧的注意事项中不正确的是

    A. 使用氧气时，为节省氧气，应先给病人吸上而后调节流量

    B. 湿化瓶每次用后需清洗消毒

    C. 用氧过程中，经常观察缺氧症状有无改善

    D. 氧气筒内氧气不可用尽，压力表至少要保留 0.5mPa，即不可再用

二、填空题

  1. 需要密切观察血压者，应做到定时间、定部位、_____、_____。

  2. 测量血压时，血压计 0 点应和肱动脉、_____处于同一水平，坐位时，肱动脉平_____。

  3. 为心房纤颤病人测量脉搏时，应有两人同时测量_____分钟，记录方法是_____。

  4. 吸痰时，每次抽吸应少于_____秒，一次未吸尽，隔_____分钟

再抽吸。

　　5. 安全用氧应做好四防：防震、防火、_____、_____。

三、思考题

　　1. 三种不同部位测量体温的方法有何不同？测量中应注意哪些？

　　2. 简述检测体温计的方法。

　　3. 测量脉搏过程中有哪些注意事项？

　　4. 怎样正确测量血压？测量中应注意什么？

　　5. 在给氧的过程中，为了确保疗效和病人的安全，护理人员应注意哪些问题？

　　6. 某术后病人痰多不易咳出。医嘱：必要时吸痰。

　　（1）如何判断病人何时需要吸痰？

　　（2）如何向病人解释吸痰的目的？

　　（3）怎样进行吸痰操作？操作中应该注意哪些问题？

　　（4）痰液黏稠不易咳出，如何处理？

第六单元　冷、热疗法

一、单项选择题

　　1. 影响冷疗的因素，不正确的是

　　A. 冷疗的部位　　　　　　　　　　B. 冷疗的方法

　　C. 冷疗面积　　　　　　　　　　　D. 冷效应和用冷时间长短成正比

　　2. 有创面的部位做热敷，应特别注意

　　A. 床单上垫油布治疗巾　　　　　　B. 皮肤涂凡士林

　　C. 保持合适的温度　　　　　　　　D. 掌握无菌技术

　　3. 高热病人乙醇拭浴，不正确的是

　　A. 置冰袋于足底　　　　　　　　　B. 拭浴时禁擦前胸、腹部、枕后

　　C. 拭浴后 30 分钟测量体温　　　　　D. 拭浴过程注意观察病人全身情况

　　4. 乙醇拭浴降温的主要原理是

　　A. 对流　　　　　　　　　　　　　B. 辐射

　　C. 传导　　　　　　　　　　　　　D. 兴奋散热中枢

　　5. 下列情况禁用热疗法的是

　　A. 循环不良　　　B. 感觉迟钝　　　C. 各种脏器内出血　D. 四肢厥冷

　　6. 病人手腕皮肤感染脓肿形成，应选择

　　A. 红外线照射　　　　　　　　　　B. 局部冷敷

　　C. 局部冷水浸泡　　　　　　　　　D. 局部无菌热湿敷

　　7. 病人，女，20 岁，急性胃肠炎，主诉腹痛，怕冷，护理措施是

A. 腹部放置热水袋   B. 腹部热湿敷

C. 腹部冷湿敷   D. 腹部乙醇按摩

8. 病人，男，18 岁，面部感染，下列处理不妥的是

A. 局部换药   B. 局部热湿敷   C. 局部冷敷   D. 口服抗生素

9. 病人，女，23 岁，行扁桃体切除术，术后主诉局部疼痛，有少量渗血，下列护理措施配合止血效果最好的是

A. 颈部用冰袋   B. 颈部用热水袋   C. 颈部乙醇热敷   D. 颈部热湿敷

10. 老年人做热敷时重点应注意

A. 预防褥疮   B. 避免烫伤

C. 皮肤弹性   D. 皮肤有无出血点

二、多项选择题

1. 禁用热疗的疾病是

A. 腰肌劳损   B. 腹痛未确诊前   C. 各种脏器内出血

D. 急性外踝扭伤   E. 左前臂部疖肿早期

2. 冷疗可以减轻疼痛的原因是

A. 抑制细胞的活力   B. 使神经末梢的敏感性降低

C. 使血管收缩，解除压迫而止痛   D. 改善血液循环

E. 淋巴细胞的能动性增加

3. 心前区用冷可致

A. 胃肠蠕动减弱   B. 腹泻

C. 体温升高   D. 反射性心率减慢

E. 心房纤颤，心室纤颤及传导阻滞

4. 足底寒冷易致

A. 反射性血管扩张   B. 反射性末梢血管收缩影响散热

C. 一过性冠状动脉收缩   D. 局部敏感容易冻伤

E. 皮下出血和肿胀

5. 乙醇拭浴前先置冰袋于头部，其目的是

A. 防止反射性心率减慢   B. 降低头部温度

C. 增加局部血流   D. 防止脑水肿

E. 防止头部充血

6. 病人高温作业时出现胸闷、口渴、面色苍白，出冷汗，体温 38.6℃，脉细弱、血压 86/50mmHg。下列护理措施中正确的是

A. 立即搬至阴凉通风处   B. 取平卧位

C. 建立静脉通路   D. 乙醇拭浴

E. 头部置冰袋，四肢冰水敷擦

三、填空题

1. 软组织挫伤或扭伤前两天，禁用热疗，因热后加重肿胀、_____和_____。

2. 乙醇拭浴是通过_____和_____而增加机体散热，用于全身的降温。

3. 冷疗使毛细血管收缩，影响_____的吸收。故_____和_____病人禁用乙醇拭浴。

4. 一般局部用冷时间不超过_____分钟，全身用冷不超过_____分钟。

四、简述题

1. 简述热疗法的禁忌证。

2. 为什么说乙醇拭浴是一种简易有效的降温法？

五、综合分析题

某中暑病人，40 岁，体温 40.5℃，神志清，面色潮红，脉搏 124 次/分，呼吸 25 次/分。医嘱：立刻乙醇拭浴。

（1）拭浴前应做哪些护理评估？

（2）在拭浴过程中要注意什么？

第七单元　鼻饲法

一、单项选择题

1. 管饲饮食的温度及一次灌注量是

A. 36℃　200ml

B. 38℃　300ml

C. 38℃　200ml

D. 40℃　300ml

2. 成人通过鼻饲管喂食时，其管道插入深度是

A. 15～25cm　　　B. 25～35cm　　　C. 35～45cm　　　D. 45～55cm

3. 插胃管时，病人出现呛咳、发绀时，护士应

A. 嘱病人深呼吸

B. 拔除胃管后立即换一侧鼻孔重新插入

C. 嘱病人做吞咽动作

D. 拔除胃管后嘱病人休息一会后再插

4. 下列证明胃管在胃内的方法中，哪项是错误的

A. 注入 10ml 温开水，同时在胃部听到气过水声

B. 抽吸取出胃液

C. 胃管末端入水杯中无气体逸出

D. 注入 10ml 空气，同时在胃部听到气过水声

5. 给危重病人喂食时，下列陈述不正确的是

A. 宜小口喂食，以便咀嚼和吞咽

B. 昏迷者可采用管喂饮食

C. 进流质者可用吸管

D. 卧床者应使其头转向一侧，移掉枕头

6. 禁忌使用鼻饲法的病人是

A. 口腔术后的病人　　　　　　B. 破伤风病人

C. 昏迷病人　　　　　　　　　D. 食管胃底静脉曲张的病人

二、填空题

1. 管饲饮食应_____，室温下不宜超过_____小时，以防变质。

2. 插胃管的进程中，发现病人有_____、_____、喘息等情况，表明误入气管，应立即拔出。

三、思考题

1. 给昏迷病人插管时应注意哪些事项？

2. 插管时病人出现呛咳、呼吸困难、紫绀的原因是什么，应如何处理？

3. 判断胃管在胃内的依据是什么？

第八单元　导尿术及其应用

一、单项选择题

1. 盆腔器官术前导尿的目的是

A. 放出尿液减轻病人痛苦　　　B. 测定膀胱压力和容量

C. 收集尿培养标本　　　　　　D. 排空膀胱避免术中损伤

2. 为男性病人导尿，提起阴茎与腹壁成 60°可使

A. 耻骨下弯消失　　　　　　　B. 耻骨前弯消失

C. 耻骨前弯和耻骨下弯均消失　D. 尿道三个狭窄部消失

3. 插导尿管前女性尿道口和小阴唇的消毒顺序为

A. 自上而下，由外向内　　　　B. 自上而下，由内向外

C. 自下而上，由内向外　　　　D. 自下而上，由外向内

4. 润滑导尿管用

A. 消毒滑石粉　　　　　　　　B. 20%软皂溶液

C. 无菌生理盐水　　　　　　　D. 无菌液状石蜡

5. 长期留置导尿管的病人发现尿液混浊沉淀时，除大量饮水外，还应

A. 给予碱化尿液　　B. 口服抗生素　　　C. 口服高渗糖　　　D. 冲洗膀胱

6. 导尿中，下列与防止感染无关的是

A. 严格消毒物品

B. 导尿管误插入阴道，应更换导管后再插入

C. 一次放尿不超过 1000ml

D. 清洁外阴后再消毒

7. 尿失禁病人不必要的护理措施是

A. 保持床铺的清洁干燥

B. 保持皮肤的清洁干燥

C. 臀部垫尿布，勤洗勤换

D. 每次排尿后，用新洁尔灭棉球消毒外阴

8. 导尿与留置导尿操作不同之处是

A. 遮挡病人　　　　　　　　　　B. 说明目的取得合作

C. 剃除阴毛　　　　　　　　　　D. 擦洗消毒外阴

二、多项选择题

1. 下述导尿注意事项错误的是

A. 按无菌原则操作以免逆行感染

B. 插导尿管时，动作应轻慢以防损伤尿道黏膜

C. 应注意病人的心理，照顾病人的自尊心，如有条件应以屏风围住病床

D. 给女病人导尿时，如误插入阴道应立即拔出来，重新再由尿道插入

E. 膀胱高度膨胀，第一次放尿量不应超过 1000ml

三、思考题

1. 导尿术有哪些注意事项？

2. 如何预防因导尿术引起的医源性感染？

3. 膀胱冲洗术的目的是什么？

第九单元　大量不保留灌肠

一、单项选择题

1. 肝昏迷病人禁用肥皂水灌肠是为了

A. 维持酸碱平衡　　　　　　　　B. 减轻腹水症状

C. 防止上消化道出血　　　　　　D. 减少血氨的产生和吸收

2. 大量不保留灌肠忌用于

A. 习惯性便秘   B. 中毒

C. 急腹症   D. 某些腹部术前准备

3. 配置 1000ml，0.1％肥皂水清洁灌肠，应取 5％肥皂液

A. 10ml   B. 20ml   C. 50ml   D. 100ml

4. 某伤寒病人入院已三天，体温在 39～40℃，现按医嘱灌肠降温，灌肠液量及液面至肛门的距离是

A. 200ml，不超过 50cm   B. 300ml，不超过 40cm

C. 500ml，不超过 30cm   D. 800ml，不超过 20cm

5. 为保胎孕妇解除便秘的正确方法是

A. 清洁灌肠   B. 1、2、3 溶液灌肠

C. 保留灌肠   D. 结肠灌肠

6. 下列病人适宜做大量不保留灌肠的有

A. 高热病人降温   B. 消化道出血   C. 妊娠   D. 急腹症

二、思考题

1. 大量不保留灌肠的注意事项？

2. 大量不保留灌肠的禁忌证有哪些？

3. 大量不保留灌肠治疗高热、中暑时，灌肠液温度有何区别？

第十单元　药物疗法

一、单项选择题

1. 超声波雾化吸入的特点不包括

A. 雾量要小   B. 雾滴小   C. 雾滴均匀   D. 雾量可调节

2. 下述注射进针角度不妥的是

A. (ID)5°   B. (H)15°   C. (IM)90°   D. (IV)20°

3. 臀大肌肌内注射，正确的定位方法是

A. 髂前上棘与尾骨联线的外 1/3 处   B. 髂后上棘与骶骨联线的外 1/3 处

C. 髂峰与尾骨联线的外 1/3 处   D. 髂峰与骶骨联线的外 1/3 处

4. 皮内注射，下述有错误的是

A. 选用 $4\frac{1}{2}$ 号针头   B. 不必抽回血

C. 注入药液 0.1ml   D. 拔针时用棉签按压

5. 无菌注射器及针头，手可接触的部位是

A. 针梗、活塞体   B. 针栓、活塞柄

C. 针梗、活塞轴   D. 针栓、活塞体

6. 下列皮内试验液（1ml）剂量错误的是

A. 青霉素 400U

B. 链霉素 250U

C. TAT150U

D. 普鲁卡因 2.5mg

7. 使用青霉素的注意要点错误的是

A. 停药超过 3 天重做试验

B. 试验结果阳性者禁用青霉素

C. 注射前备去甲肾上腺素

D. 药液在使用前临时配制

二、多项选择题

1. 以下为七对内容的是

A. 药名　　　　　　B. 剂量　　　　　C. 用法

D. 作用　　　　　　E. 日期

2. 指导病人服药正确的是

A. 止咳糖浆：服后少饮水

B. 磺胺类药：服后多饮水

C. 退热药：服后多饮水

D. 强心苷类药：服后测心率及心律

E. 助消化药：饭后服

3. 符合注射安全操作要领的是

A. 按药物剂量选择注射器

B. 注射前，排尽注射器内空气

C. 进针后均应检查有无回血

D. 刺激性强的药物进针要深

E. 药物在注射前临时抽取

4. 使用超声雾化器时应注意

A. 水槽内盛热水，以加温药液

B. 先开电源开关

C. 指导病人做深呼吸

D. 治疗时间每次 20～30 分钟

E. 勿按压雾化罐底部透声膜

5. 对药品标签的使用要求是

A. 清晰的标明药名、剂量或浓度

B. 内服药使用周边蓝色的标签

C. 麻醉、剧毒药品使用周边黑色标签

D. 外用药使用周边红色的标签

E. 药名应用中、英文对照

三、思考题

1. 护士在执行给药过程中，如何做到安全用药？

2. 比较不同的注射术，说明它们在目的、用物设备、操作方法上的异同点？

3. 在执行肌内注射时，如何做到无菌、无错、无痛？

4. 在执行静脉输液时，如何保护病人静脉？

5. 列出注射时防止感染的措施。

6. 某病人在注射青霉素后两分钟，出现胸闷、气短、面色苍白、出冷汗，测得血压为 9/6kPa，神清，脉细弱，请问发生了什么情况？如何处理？

第十一单元　静脉输液与输血法

一、单项选择题

1. 滴管内液面自行下降的原因是

A. 滴管有裂隙 　　　　　　　　　　B. 压力过大

C. 输液管管径粗 　　　　　　　　　D. 输液速度过快

2. 因静脉痉挛导致溶液不滴的处理方法是

A. 减慢滴速 　　　　　　　　　　　B. 抬高输液瓶

C. 调整肢体位置 　　　　　　　　　D. 进行局部热敷

3. 某病人 8 小时内需输液 2000ml，应调节滴速为

A. 60 滴/分 　　　　B. 63 滴/分 　　　　C. 66 滴/分 　　　　D. 72 滴/分

4. 输液时发生肺水肿应首先给予

A. 加压给氧 　　　　　　　　　　　B. 四肢轮流结扎

C. 置病人端坐位两腿下垂 　　　　　D. 强心剂静脉推注

5. 有关输血前准备，下述错误的是

A. 必须两人核对有关项目

B. 库血在室温内放置 20 分钟再输入

C. 输血前先输入少量的 0.9%氯化钠溶液

D. 在血中加入抗过敏药物以防输血反应

6. 病人输血后出现皮肤瘙痒，眼睑、口唇水肿，考虑的是

A. 发热反应 　　　　　　　　　　　B. 过敏反应

C. 溶血反应 　　　　　　　　　　　D. 枸橼酸钠中毒反应

二、多项选择题

1. 输液时液体不滴，可能的情况是

A. 针头滑出血管外 　　　　　　　　B. 针头阻塞

C. 静脉痉挛 　　　　　　　　　　　D. 滴管液面过高

E. 压力过低

2. 下列属于输液速度调节依据的是

A. 病人的年龄 　　　　　　　　　　B. 病情

C. 输液量 　　　　　　　　　　　　D. 静脉情况

E. 药物性质

3. 某病人加压输液过程中突然出现空气栓塞症状，此时应

A. 置病人于左侧卧位和头低足高位

B. 置病人于右侧卧位和头低足高位

C. 高浓度吸氧

D. 湿化瓶内加入 $20\%\sim30\%$ 的乙醇

E. 给予去甲肾上腺素静脉注射

4. 输血速度宜慢的病人有

A. 休克   B. 骨折

C. 心肺疾患   D. 年老体弱

E. 婴幼儿

三、填空题

1. 最常见的输液反应是_____；最严重的输血反应是_____。

2. PICC 导管经_____穿刺置管，尖端固定于_____或_____后，为病人提供_____的输液治疗。

3. PICC 穿刺点过低易致_____，过高易致_____，最佳穿刺点是_____。

4. 静脉留置针一般可保留_____，不超过_____。

5. 输液泵是通过机械或电子的控制装置，作用于输液导管达到_____目的。

四、思考题

1. 静脉输液的目的有哪些？

2. 输液或输血时，如发生空气栓塞，应立即为病人安置何种卧位？为什么？

3. 在输液操作方面，应如何防止和消除微粒污染？

4. 使用输液泵时，应注意哪些方面的问题？

5. 如何护理静脉留置针？

6. 对 PICC 置管病人，该做好哪些方面的观察和护理？

7. 输血前，应做好哪些准备？

8. 输血时出现溶血反应，应如何处理？

第十二单元 常用抢救技术

一、单项选择题

1. 胸外心脏按压的部位在

A. 心前区   B. 心尖部

C. 病人胸骨下段   D. 病人胸骨中部

2. 成人胸外心脏按压的深度为

A. 1～2cm　　　　　B. 2.5～3cm　　　　C. 5～6cm　　　　D. 3.8～5cm

3. 在开放气道时，准备不妥的是

A. 将病人体位放正，仰卧于硬板或地上

B. 头颈、躯干在同一纵线

C. 头部稍高

D. 两臂放于体侧

4. 呼吸心跳停止的诊断依据是

A. 心音消失，血压为零　　　　　　　B. 瞳孔扩大，神经反射消失

C. 意识消失，大动脉搏动消失，无呼吸　D. 心音消失，皮肤黏膜紫绀

5. 漏斗洗胃法是利用

A. 虹吸原理　　　　　　　　　　　B. 负压原理

C. 空吸原理　　　　　　　　　　　D. 液体静压原理

6. 一服毒昏迷病人被送到急诊室，其服毒物性质不明，护士正确的处理措施是

A. 禁忌洗胃

B. 问清楚毒物名称后再洗胃

C. 观察后，决定是否洗胃

D. 抽出胃内容物送检，选用温水洗胃

7. 对急性中毒的病人，迅速而有效的抢救方法是

A. 刺激咽喉行吐　　　　　　　　　B. 电动吸引器洗胃

C. 漏斗胃管洗胃　　　　　　　　　D. 助洗器洗胃

8. 用漏斗胃管洗胃，挤压橡胶球的目的是

A. 加速灌洗液流入胃内　　　　　　B. 减轻对胃黏膜的损伤

C. 使引流通畅　　　　　　　　　　D. 可以减少灌洗液量

二、多项选择题

1. 现场心肺复苏时，常用的人工呼吸方法有

A. 口对口人工呼吸　　　　　　　　B. 口对鼻人工呼吸

C. 大流量吸氧　　　　　　　　　　D. 气管插管加简易呼吸机

E. 气管切开加呼吸机

2. 呼吸心跳停止的表现有

A. 意识丧失　　　　　　　　　　　B. 大动脉搏动消失

C. 心音消失　　　　　　　　　　　D. 呼吸停止

E. 瞳孔散大

3. 心肺复苏的有效指征有

A. 按压时能扪到大动脉搏动，收缩压在 8kPa 以上

B. 散大的瞳孔出现缩小

C. 有尿

D. 面色、口唇、皮肤色泽转红

E. 心电图波形无改变

4. 心肺复苏中的失误有

A. 手按压在胸骨中段 　　　　　　　B. 按压时使胸骨下陷 3cm

C. 按压后，手即离开按压部位 　　　D. 按压速度成人 60～80 次/分

E. 每 2 分钟测量一次血压

三、填空题

1. 意识消失、_____、_____，根据这三项即可做出呼吸心跳停止的判断而立即抢救。

2. CPR 主要包括_____、_____、人工呼吸三方面，简称心肺复苏 CAB。

3. 颈部无外伤时，开放气道的方法有仰头抬颈法和_____法，如颈部有或疑有损伤时，用_____法。

4. 人工呼吸常用的方法有_____和_____人工呼吸法。

5. 心肺复苏时，按压时能扪到_____搏动，收缩压在_____kPa 以上为有效指征，就不能放弃抢救。

6. 电动吸引器洗胃压力不宜过大，应保持在_____kPa 左右，以免损伤_____。

7. 幽门梗阻病人洗胃，宜在饭后_____小时或_____时进行。

8. 吞服强酸或强碱等腐蚀性药物，切忌_____，以免造成_____。

9. 使用呼吸机时，用加温湿化器将无菌蒸馏水加温后产生蒸汽混进吸入气体，起到加温加湿的作用，温度以_____为宜，不超过_____。

四、思考题

1. 心肺复苏的原则有哪些？

2. 试述心肺复苏的有效指征？

3. 洗胃术的适应证有哪些？

4. 如何选择洗胃液进行洗胃？

5. 洗胃的过程中，如何预防并发症的发生？

6. 人工呼吸机适用于哪些病人？

7. 在对使用人工呼吸机病人的护理中，应注意观察哪些方面？如何有效护理？

第十三单元　标本采集

一、单项选择题

1. 若同时需抽取不同种类的血标本，向容器内注入标本的顺序是
A. 血培养瓶、抗凝试管、干燥试管　　　　B. 抗凝试管、血培养瓶、干燥试管
C. 干燥试管、血培养瓶、抗凝试管　　　　D. 抗凝试管、干燥试管、血培养瓶

2. 防止血标本溶血的方法，描述有误的是
A. 选用无菌干燥注射器
B. 采血后去掉针头顺管壁将血液注入试管
C. 避免过度震荡
D. 将标本试管放到 0～4℃ 条件下保存

3. 采集尿培养标本，下述不妥的是
A. 备无菌带盖标本瓶
B. 留置导尿病人于尿袋下引流孔处留取
C. 昏迷病人按导尿术留取
D. 能自理者按中段尿留取法留取

4. 粪便培养标本可用于检查
A. 致病菌　　　　B. 微量血液　　　　C. 虫卵　　　　D. 细胞

5. 采集咽拭子标本，下列不妥的是
A. 宜在进餐两小时后取标本　　　　B. 嘱病人张口发"啊"音
C. 留取的动作需敏捷而轻柔　　　　D. 取毕分泌物立即将棉签插入试管

二、填空题

1. 留取痰培养标本前需清洁口腔，其方法是清晨醒来未进食与刷牙前，先用_____漱口，再用_____漱口。

2. 咽拭子培养标本，应避免在_____取标本，以防呕吐。

3. 留取血清标本，应使用_____试管；留取全血标本应使用_____试管。

4. 凡细菌培养标本，应在使用_____前采集。

5. 一般血培养标本采血_____ml，亚急性细菌性心内膜炎病人，可增至_____ml。

6. 留取 12 小时尿标本，应于_____排空膀胱，然后将此时间之后至次晨_____的小便全部留在广口瓶内。

7. 若留取 24 小时尿标本用于内分泌系统检查，应加入_____防腐剂，24 小时尿中需要加入_____ml/L。

8. 留取粪便标本，应取_____部分或_____部分。

三、思考题

1. 标本采集应遵循什么原则？
2. 尿标本采集时应注意什么？
3. 粪便标本采集时应注意什么？
4. 静脉采血时应注意什么？
5. 动脉采血时应注意什么？

第十四单元　医疗护理文件的书写

一、单项选择题

1. 不属于护理记录的文件是

A. 体温单　　　　　B. 医嘱单　　　　　C. 病室报告　　　　　D. 病程记录

2. 下列属临时医嘱的项目是

A. 硝苯地平 10mg tid

B. 测体重每日 2 次

C. 普食

D. 肥皂水灌肠，明晨

3. 下列属于长期备用医嘱的是

A. 阿托品 0.5mg 皮下注射，术前半小时

B. 安眠酮 0.2g 睡前

C. 氧气吸入必要时

D. 止咳糖浆 10ml 每日 3 次

4. 下列哪项是长期医嘱

A. 血常规　　　　　B. 尿常规　　　　　C. X 光透视　　　　　D. 一级护理

5. 下列属于临时备用医嘱

A. 阑尾炎术后护理常规

B. 胰岛素 8 万 U 饭前半小时

C. 流质饮食

D. 杜冷丁 50mg im sos

6. 病案的书写要求不包括

A. 记录及时准确，内容简明扼要

B. 医学术语使用确切

C. 书写字迹清楚端正

D. 描写生动形象

7. 在体温单 40～42℃ 之间相应时间栏内纵行填写的是

A. 住院日期

B. 入院日期

C. 手术后日期

D. 特殊用药的时间

8. 医嘱的内容不包括

A. 医嘱的日期、时间

B. 护理常规，隔离种类

C. 饮食、体位

D. 生命体征的记录

9. 对医生的口头医嘱下列做法不妥的是

A. 在抢救和手术中可执行

B. 执行时护士必须向医生复述一遍

C. 双方确认无误后方可执行

D. 执行后需医生补写在抢救记录单上

10. 医嘱调整项目较多时需要重整医嘱，下列做法不对的是

A. 重整医嘱由护士书写

B. 在原医嘱最后一项下面用红笔画一横线

C. 在红线下用蓝笔写上"重整医嘱"

D. 将需要继续执行的长期医嘱按原日期顺序转录红线下

二、多项选择题

1. 处理医嘱应注意以下哪些事项

A. 医嘱必须经医生签名后方有效　　　　B. 医嘱每班进行核对

C. 凡需下一班执行的临时医嘱要交班　　D. 需交班的医嘱要写在病区报告上

E. 饮食、透视、会诊单要及时送有关科室

2. 处理重整医嘱，下列正确的是

A. 重整医嘱需由医生进行

B. 医嘱超过 1 页应重整

C. 手术或分娩后需要重整医嘱

D. 处理转科医嘱应抄录红线以上的长期医嘱

E. 将有效的长期医嘱按原日期，时间顺序转录于红线以下

三、填空题

1. 及时、_____、_____、简明扼要、字迹清晰为书写各项护理记录应遵循的基本原则。

2. 凡医嘱_____时，或医嘱超过_____页，需要重整医嘱。

3. 医嘱的种类有_____和_____两种。

4. 长期备用医嘱用_____表示，临时备用医嘱用_____表示。

5. 在一般情况下，不执行口头医嘱，在抢救或_____过程中，医生提出口头医嘱时，护士必须向医生_____，双方确认无误后方可执行。

四、名词解释

1. 长期医嘱

2. 临时医嘱

3. 长期备用医嘱

4. 临时备用医嘱

五、思考题

1. 如何在体温单上记录生命体征？
2. 新病人入院时，应如何填写体温单相关内容？
3. 医嘱包括哪些内容？执行时应注意哪些事项？
4. 长期备用医嘱和临时备用医嘱有何区别？

附 A

基本护理技能英语词汇

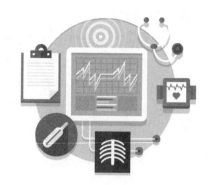

一、常用护理技能用语

Nursing processes 护理程序

Assessment 估计

Nursing diagnosis 护理诊断

Planning 计划

Intervention (implementation, management) 措施（实施、管理）

Evaluation 评价

Daily care of the patient 对病人的日常护理

Morning (evening) care, AM (HS) care 晨（晚）间护理

Bedmaking 整理床铺

Oral hygiene (mouth care) 口腔卫生

Brushing the teeth 刷牙

Flossing the teeth 清牙垢

Denture care 清洗假牙

Bathing 洗澡

Oleanliness and skin care 清洁与皮肤护理

Perineal care 会阴部护理

Hair care 梳头

Shaving 刮脸

Care of nails and feet 指甲修剪和洗脚

Changing hospital gowns 更换住院服装

Massage 按摩

Pressure ulcer 压疮

Measurement of vital signs 测量生命体征

Taking oral (rectal, axillary) temperature 测量口腔（直肠、腋下）温度

Taking a radial pulse 测量桡动脉脉搏

Counting respirations 计呼吸次数

Measuring (taking) blood pressure 测量血压

Catheterization 导管插入术

Cardiac catheterization 心导管插入术

Laryngeal catheterization; intubation 喉插管术

Retro－urethral catheterization 逆行导尿管插入术

Urethral catheterization 尿道导管插入术

Clean techniques (medical asepsis) 消毒灭菌（医学无菌）

Asepsis　无菌（法）

Integral asepsis　完全无菌

Disinfection　消毒

Concomitant（concurrent）Disinfection　随时消毒，即时消毒

Steam Disinfection　蒸气消毒

Terminal Disinfection　终末消毒

Disinfection by ultraviolet light　紫外线消毒

Sterilization　灭菌，消毒

Chemical Sterilization　化学灭菌法

Intermittent Sterilization　间歇灭菌法

Decompression　减压（术）

Cardiac decompression　心脏减压术

Cerebral decompression　脑减压术

Orbital decompression　眼眶减压术

Decompression of pericardium　心包减压术

Gastro-intestinal decompression　胃肠减压术

Decompression of rectum　直肠减压术

Decompression of spinal cord　脊髓减压术

Dialysis　透析

Peritoneal dialysis　腹膜透析

Hemodialysis　血液透析

Drainage　引流、导液

Aspiration（suction）drainage　吸引导液（引流）

Closed drainage　关闭引流法

Negative pressure drainage　负压吸引法

Open drainage　开放引流法

Postural drainage　体位引流法

Vaginal drainage　阴道引流法

Vesicocelomic drainage　膀胱腹腔引流

Enema　灌肠

Barium enema　钡灌肠

Blind enema　肛管排气法

Contrast enema　对比灌肠

Glycerin enema　甘油灌肠

High（low）enema　高（低）位灌肠

Magnesium sulfate enema　硫酸镁灌肠

Retention（non-retention）enema　保留（无保留）灌肠

Soapsuds enema　肥皂水灌肠

Turpentine enema　松节油灌肠

Feeding　饲，喂养

Forced（forcible）feeding　强制喂养

Intubation（tube）feeding　管饲法

Nasogastric gavage　鼻饲法

Rectal feeding　直肠营养法

Heat and cold applications　冷、热敷

Applying hot compresses　热敷

Applying hot soaks　湿热敷

Assisting the patient to take a sitz bath　帮病人坐浴

Applying hot water bottles　用热水瓶

Applying cold compresses　冷敷

Giving a cold（an alcohol）sponge bath　冷水（乙醇）拭浴

Infusion　输入，注入

Glucose infusion　葡萄糖液输注

Glucose-saline infusion　葡萄糖-盐水输注

Saline infusion　盐水输注

Injection　注射

Endermic（intracutaneous）injection　皮内注射

Hypertonic saline injection　高渗盐水注射

Hypodermic injection　皮下注射

Intramuscular injection　肌内注射

Intrapleural injection　胸膜腔注射

Intraocular injection　眼球内注射

Intrauterine injection　子宫内注射

Nasal injection　鼻内注射

Peritoneal injection　腹膜腔注射

Rectal injection　直肠注射

Subconjunctival injection　结膜下注射

Urethral injection　尿道注射

Vaginal injection　阴道注射

Irrigation　冲洗

Vaginal irrigation　阴道冲洗

Bladder irrigation　膀胱冲洗

Continuous irrigation　连续冲洗法

Mediate irrigation　间接冲洗法

Isolation　隔离、分离

Strict isolation　严密隔离

Contact isolation　接触隔离

Respiratory isolation　呼吸道隔离

Drainage（secretion）precautions　引流预防措施

Enteric precautions　肠道预防措施

Blood（body fluid）precautions　血液（体液）预防措施

Protective isolation　保护性隔离

Lavage　灌洗，洗出法

Gastric lavage　洗胃

Intestinal lavage　洗肠

Peritoneal lavage　腹膜腔灌洗

Pleural lavage　胸膜腔灌洗

Medication　药疗，投药，给药

Endermic medication　皮内投药法

Epidermic medication　皮上投药法

Hypodermatic medication　皮下投药法

Ionic medication　离子透药疗法

Nasal medication　鼻内投药法

Oral medication　口服法

Rectal medication　直肠投药法

Sublingual medication　舌下投药法

Transduodenal medication　十二指肠内投药法

Vaginal medication　阴道投药法

Suctioning　吸气，引液

Upper airway suctioning　上呼吸道抽吸

Nasogastric suctioning　鼻胃抽吸

Wound suctioning　伤口吸引

Transfusion　输血，输液

Arterial transfusion　动脉输血

Blood transfusion　输血

Direct（immediate）transfusion　直接输血

Drip transfusion　滴注输血（液）

Indirect transfusion　间接输血

Plasma transfusion　输血清

Venous transfusion　静脉输血，静脉输液

Diet nursing　饮食护理

Absolute diet（fasting）　禁食

Balanced diet　均衡饮食

Bland diet　清淡饮食

Convalescent diet　恢复期饮食

Diabetic diet　糖尿病饮食

Eucaloric diet　适当热量饮食

Fat-free diet　无脂饮食

Salt-free diet　无盐饮食

Fever diet　热病饮食

Full diet 全食，普通饮食

Half diet 半食

High caloric diet 高热量饮食

High-carbohydrate diet 高糖饮食

High-protein（protein-rich）diet 高蛋白饮食

Invalid diet 病弱者饮食

Light diet 易消化饮食

Liquid diet 流质饮食

High fat diet 高脂饮食

Low fat diet 低脂饮食

Low caloric diet 低热量饮食

Low-protein diet 低蛋白饮食

Low-residue diet 低渣饮食

Nourishing diet 滋补饮食

Obesity diet 肥胖饮食

Prenatal diet 孕期饮食

Regimens diet 规定食谱

Smooth（soft）diet 细（软）饮食

Emergency care（first aid） 急救护理

Cardiopulmonary resuscitation 心肺复苏术

Mouth-to mouth（mouth-to-nose）resuscitation 口对口（口对鼻）复苏术

Emergency care used to control hemorrhage 止血措施

Emergency care given to help a patient who is vomiting 呕吐病人急救

Emergency care for a patient during a seizure 癫痫发作急救

Hospice care 临终护理

Postmortem care 死亡后护理

二、常用护理器械

Absorbent cotton 脱脂棉

Adhesive plaster 胶布

Bandage 绷带

Bath towel 浴巾

Cotton wool balls 棉球

Wipes 棉球

Dressing 敷料

Elastic bandage 弹力绷带

Gauze 纱布

Mask 口罩

Mattress 垫子

Rubber sheet 橡皮单

Swab 拭子，药签

Alcohol burner 酒精灯

Breast pump 吸奶器

Curet（te） 刮器，刮匙

Dropper 滴管

Enema can 灌肠筒

Enema syringe 灌肠注射器

Finger stall 指套

Forceps 钳子

Hemostatic forceps 止血钳

Obstetric forceps 产钳

Funnel 漏斗

Gastric tube 胃管

Glass measure cup 玻璃量杯

Hypodermic syringe 皮下注射器

Needle 针头

Ampoule（ampute） 安瓿

Ice bag 冰袋

Incubator 保温箱

Kidney basin 弯盘

Measuring tape 带尺

Medicine cup 药杯

Murphy's drip bulb 墨菲滴管

Percussion hammer 叩诊锤

Rectal tube 肛管

Rubber air ring 橡皮气圈

Rubber gloves 橡皮手套

Sand bag 沙袋

Scalpel 手术刀

Scissors 剪刀

Specimen container 取样器皿

Sphygmomanometer 血压计

Stethoscope 听诊器

Sucker 吸管

Ribbon gut 肠线

Test tube 试管

Thermometer 体温计

Three-channel tube 三腔管

Spatula（padded tongue blade） 压舌板

Tourniquet 止血带

Tray 托盘

Ultraviolet lamp 紫外线灯

Vessel clamp 止血钳，血管夹

Vial 药瓶

Bedside commode 床边洗脸台，便桶

Bedside rails 床栏

Bedpan 床上便盆

Disposable collecting bag 一次性集尿袋

Emesis basin 盂盆

Patient pack 医院为病人提供的个人用具

Urinal 男用尿壶，贮尿器

Binder 腹带，绷带

Sling 悬带

Slint 夹板

Scrotal support 阴囊托

Cane（walking stick） 手杖

Crutch 拐杖

Stretcher 担架

Walker 助行器

Wheelchair 轮椅

Isolation unit，set-up 消毒室，消毒病房

Cannula（e） 套管、插管

Perfusion cannula 灌注套管

Wash-out cannula 冲洗套管

Catheter 导管

Cardiac catheter 心导管

Indwelling catheter 留置导尿管

Double current catheter 双腔导管

Flexible catheter 软导管

Female catheter 女导尿管

Prostatic catheter 前列腺导尿管

Tracheal catheter 气管吸引导管

Dialyser 透析膜

Dialyzator 透析器

Drainage-tube 引流管

Enemator 灌肠器

Intubator 插管器、喉管插入器

Irrigator 冲洗器

Oxygen tank 氧气筒

Rubber-topped hemostat 带橡皮头的止血器

Speculum 窥器，张口器

Anal speculum 肛门张开器，扩肛器

Aural speculum 耳窥器，耳镜

Eye speculum 开睑器

Nasal speculum 鼻窥器，鼻镜

Speculum oris 张口器

Rectal speculum 直肠窥器，直肠张开

器

Urethral speculum　尿道窥器

Vaginal speculum　阴道窥器

Suction　吸吮器

Sputum suction apparatus　吸痰器

Mechanical suction　机械吸吮器

Ventilator（respirator）　呼吸机，呼吸器

Automatic ventilator　自动呼吸机

Positive pressure ventilator　正压呼吸机

Negative pressure ventilator　负压呼吸机

Cabinet respirator　箱式呼吸器

Autoclave sterilizer（disinfector）　高压蒸汽灭菌器

Bronchoscope　支气管镜

Cystoscope　膀胱镜

Defibrillator　除颤器

Electrocardiograph　心电图机

Electroencephalograph　脑电图机

Gastroscope　胃镜

Hyperbaric oxygen chamber　高压氧仓

Pacemaker　起搏器

Spirometer　肺活量计

三、医院部门及主要职务术语

Hospital superintendent / director/ administrator　医院院长

Medical director　医务主任

Department head　科主任

Attending physician/ doctor in charge　主治医师

Resident doctor　住院医师

Physician's assistant　医生助理，医士

Intern　实习医生

Director of nursing　护理部主任

Nursing education director　护理教育处长

Nursing supervisor　总护士长

Head nurse　护士长

Registered nurse（RN）　注册护士

Licensed practical nurse（LRN）　持照护士，护士

Nursing assistant　助理护士，护理员

Orderly　护理员，卫生员，男助理护士

General office of the hospital　院部办公室

Out-patient department　门诊部

Out-patient　门诊病人

In-patient department　住院部

Out-patient　住院病人

Emergency department（unit）　急诊部

Nursing department　护理部

Registration/ registrar's office　挂号室

Medical records division　病案室

Admission office　住院处

Department of internal medicine　内科

Internist，physician　内科医生

Department of general medicine　大内科

General practitioner　全科医生

Department of cardiology 心内科

Cardiologist，heat specialist　心脏专家

Department of respiratory medicine　呼吸科

Department of digestive medicine（G.

I. department） 消化科

Gastrologist 胃病专家（医生）

Department of proctology 肛肠科

Proctologist 肛肠科专家（医生）

Department of hepatology 肝病科

Hepatologist 肝病专家（医生）

Department of nephrology 肾内科

Nephrologist 肾内科专家（医生）

Department of hemotology 血液科

Hemotologist 血液科专家（医生）

Department of endocrinology 内分泌科

Endocrinologist 内分泌专家（医生）

Department of neurology 神经科

Neurologist 神经科专家（医生）

Department of psychiatry 神经病科

Psychiatrist 神经病专家（医生）

Department of geriatrics 老年病科

Geriatrician 老年病专家（医生）

Department of（general）surgery 普通外科

Surgeon 外科医生

Department of neuro-surgery 神经外科

Department of thoracic/ chest surgery 胸外科

Department of cardiovascular surgery 心血管外科

Department of esthetic surgery 美容外科

Department of abdominal surgery 腹外科

Department of orthopedics 矫形外科、骨科

Orthopedist 骨科医生

Department of plastic surgery 整形外科

Department of anesthesiology 麻醉科

Anesthetist 麻醉师

Department of obstetrics and gynecology 妇产科

Obstetrician/ accoucheur（F.） 产科医生

Gynecologist 妇科专家（医生）

Midwife/ accoucheuse（F.） 助产士

Department of pediatrics 小儿科

Pediatrician 儿科医生

Department of neonatology 新生儿科

Neonatologist 新生儿科专家（医生）

Department of ophthalmology 眼科

Ophthalmologist 眼科专家（医生）

Oculist 眼科医生

Optician 验光师

Department of stomatology 口腔科

Stomatologist 口腔科专家（医生）

Department of dentistry 牙科

Dental department 牙科

Dentist 牙医师

Department of orthodontics 正牙科

Orthodontist 正牙专家（医生）

Department of otorhinolaryngology/ otolaryngoloy 耳鼻喉科

ENT（ear，nose，throat）department 耳鼻喉科

Otorhinolaryngologist 耳鼻喉科专家（医生）

Otolaryngologist 耳鼻喉科专家（医生）

ENT specialist 耳鼻喉科专家（医生）

Aurist/ otologist 耳科医生

Rhinologist 鼻科医生

Laryngologist 喉科医生

Department of dermatology 皮肤科

Dermatologist 皮肤科专家（医生）

Department of traditional Chinese medicine 中医科

TCM physician/ doctor 中医大夫

Department of acupuncture 针灸科

Acupuncturist 针灸师

Department of massage 按摩科

Massagist 按摩师

Department of pathology 病理科

Pathologist 病理学家

Department of radiology 放射科

Radiologist 放射科专家

X-ray technologist X 光技师

X-ray technician X 光技术员

Department of physical therapy 体疗科

Department of radioisotope 放射性同位素科

Department of dietetics 营养科

Dietitian/ dietician 营养师

Diet technician 营养技术人员

Cook 炊事员

Chef 厨师

Pharmacy 药房

Dispensary 药房

Pharmacist 制剂师

Pharmaceutist（Br.） 制剂师

Druggist（Am.） 药剂师

Dispenser 药剂士

Clinical laboratory 临床化验室

Laboratory technician 化验室技术员

Assayer 化验师

Pulmonary function lab 肺功能检查室

Nursing station/desk 护理站

Intensive Care Unit（ICU） 监护室

Blood bank 血库

Mortuary 太平间

Waiting room 接待室、会客室、候诊室

Consulting room 咨询室

Bronchoscop room 支气管镜室

E. C. G. room 心电图室

E. E. G. room 脑电图室

Gastro-endoscopic room 胃镜室

Disinfection room 消毒室

Dressing room 换药室

Injection room 注射室

Therapeutic room 治疗间

Operating room 手术室

Recovery room 康复室

Medical ward 内科病房

Surgical ward 外科病房

Maternity ward 产科病房

Isolation ward 隔离病房

General ward 普通病房

Observation ward 观察病房

Optical ward 眼科病房

Children's ward 儿童病房

Male ward 男病房

Private ward 特等病房

附 B
实验教学规则（教师篇）

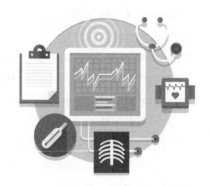

1. 认真执行实验室安全管理条例及护理学专业实验室安全管理规定。

2. 实验教师应严格按照教学大纲及教学日历的要求进行，不得随意减少其环节、项目及内容。

3. 认真做好实验前的准备工作，包括写出教案及对实验项目进行试做，以保证实验教学的顺利进行。

4. 在实验教学过程中，实验教师要有严谨的工作作风和认真的工作态度，采用灵活多样的教学方法，重视对学生创新能力和动手能力的培养。

5. 指导实验（操作练习）期间，教师应加强巡视，及时发现问题，及时给予纠正和指导。

6. 认真观察，预见性或及时解决学生在实验中出现的问题。

7. 负责管理和提供实验室仪器设备和物品。

8. 实验完毕，进行总结，指导学生打扫卫生，关闭水电、门窗，整理好实验用品后离开实验室。

9. 认真填写实验登记本，记录每次学生的练习操作情况和成绩。

附 C

实验教学规则（学生篇）

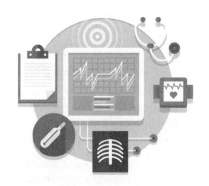

1. 实验前必须认真预习实验内容，明确实验的目的、步骤及原理，按照指导教师的要求进行实验操作练习。

2. 参加实验的学生必须在规定时间内参加实验操作练习，不迟到、不早退，迟到 10 分钟以上者，不得参加本次实验操作练习。

3. 进入护理实验室要仪表整洁，指甲、口罩、帽子、鞋子等应符合护士职业素质规范。

4. 进入护理实验室，应保持室内安静与整洁。做到："四轻"即："说话轻、走路轻、操作轻、开关门窗轻"；不得打闹、说笑、吃零食；不得接或打手机、电话；不得随便在模拟病床上坐躺；不得做与实验无关的事情。

5. 进行实验操作练习时，必须严肃认真，一丝不苟，严格遵守操作规程。

6. 要爱护实验室内一切物品、仪器设备，实验物品及器材不得擅自挪用或带出室外。如有损坏实验物品，视情节给予批评教育并按照有关规定赔偿。

7. 爱护模拟病人，把模拟病人视为真病人对待。

8. 实验结束时，要及时清点、清洁整理实验用物，打扫卫生，将桌、床、凳按要求整理归位。

9. 实验结束后，要将各实验室门、窗、水、电仪器开关及时关闭，做好防火、防水、防盗的预防性工作。

10. 实验结束后，学生要认真书写实验课后反思记录并上交。

参 考 文 献

［1］ 李小寒，尚少梅. 基础护理学. 第 5 版. 北京：人民卫生出版社，2012.

［2］ 李小寒，尚少梅. 基础护理学. 第 6 版. 北京：人民卫生出版社，2017.

［3］ 姜安丽. 新编护理学基础. 北京：人民卫生出版社，2011.

［4］ 姜安丽. 新编护理学基础. 第 2 版. 北京：人民卫生出版社，2012.

［5］ 王沁. 医院感染护理工作指南. 武汉：湖北科学技术出版社，2013.

［6］ 贾会学，彭雪儿，姚希，等.《医院隔离技术规范 WS/T 311-2009》实施情况调查报告［J］. 中国感染
控制杂志，2019，18（05）：422-429.

［7］ 程红缨. 基础护理技术操作教程. 北京：人民军医出版社，2010.

［8］ 李艳，徐兰兰，程利，等. 基础护理学慕课学习参考书. 北京：科学出版社，2017.

［9］ 季诚，罗仕蓉. 基础护理技术. 北京：科学出版社，2016.

［10］ 尚少梅，邢凤梅. 护理学基础. 北京：北京大学出版社，2015.